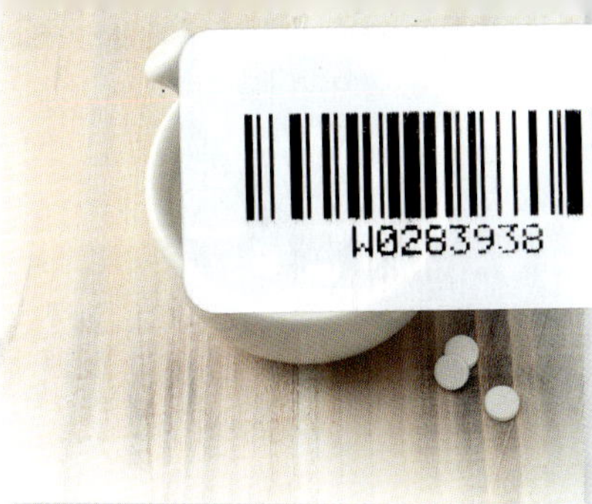

EIN WORT ZUVOR

In den vergangenen Jahren hat die Popularität der Schüßler-Biochemie in erstaunlichem Maß zugenommen: Selten hat in der Geschichte der Naturheilkunde eine Heilmethode innerhalb weniger Jahre eine derartige Renaissance erlebt wie die des Oldenburger Arztes Dr. med. Wilhelm Heinrich Schüßler. Diese Heilmethode basiert auf homöopathisch aufbereiteten Mineralsalzen, die auch als wichtige Bestandteile im menschlichen Körper vorkommen.

Ihre Anwendung ist einfach und handlich – und ihr Wirkungsspektrum groß und vielfältig. Daher wollen auch viele, die die Schüßler-Salze einmal kennengelernt haben, nicht mehr darauf verzichten: Die Salze sind fester Bestandteil der Haus- und Reiseapotheke geworden. Das Schöne daran ist außerdem: Es gibt keine Nebenwirkungen und Erstverschlimmerungen, wie sie zuweilen bei homöopathischen Mitteln auftreten. Wer biochemisch therapiert, arbeitet mit dem Körper und nicht gegen ihn. Die Salze unterstützen körperliche Funktionen, wirken regulierend, gleichen Fehlsteuerungen aus und ebnen so den Weg zur Heilung der unterschiedlichsten Beschwerden.

Doch wie bei allen biologischen Therapien ist auch bei den Schüßler-Salzen ein verantwortungsvoller Umgang wichtig. Vor allem bei chronischen Erkrankungen ist es nicht immer mit den Salzen getan; denn auslösende Faktoren und Ursachen müssen bei einer umfassenden Behandlung berücksichtigt werden. Schüßler-Salze indes bieten eine verlässliche Therapiemethode bei vielen Alltagsbeschwerden.

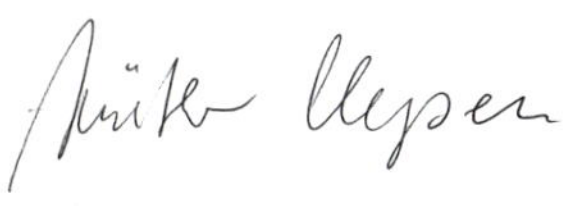

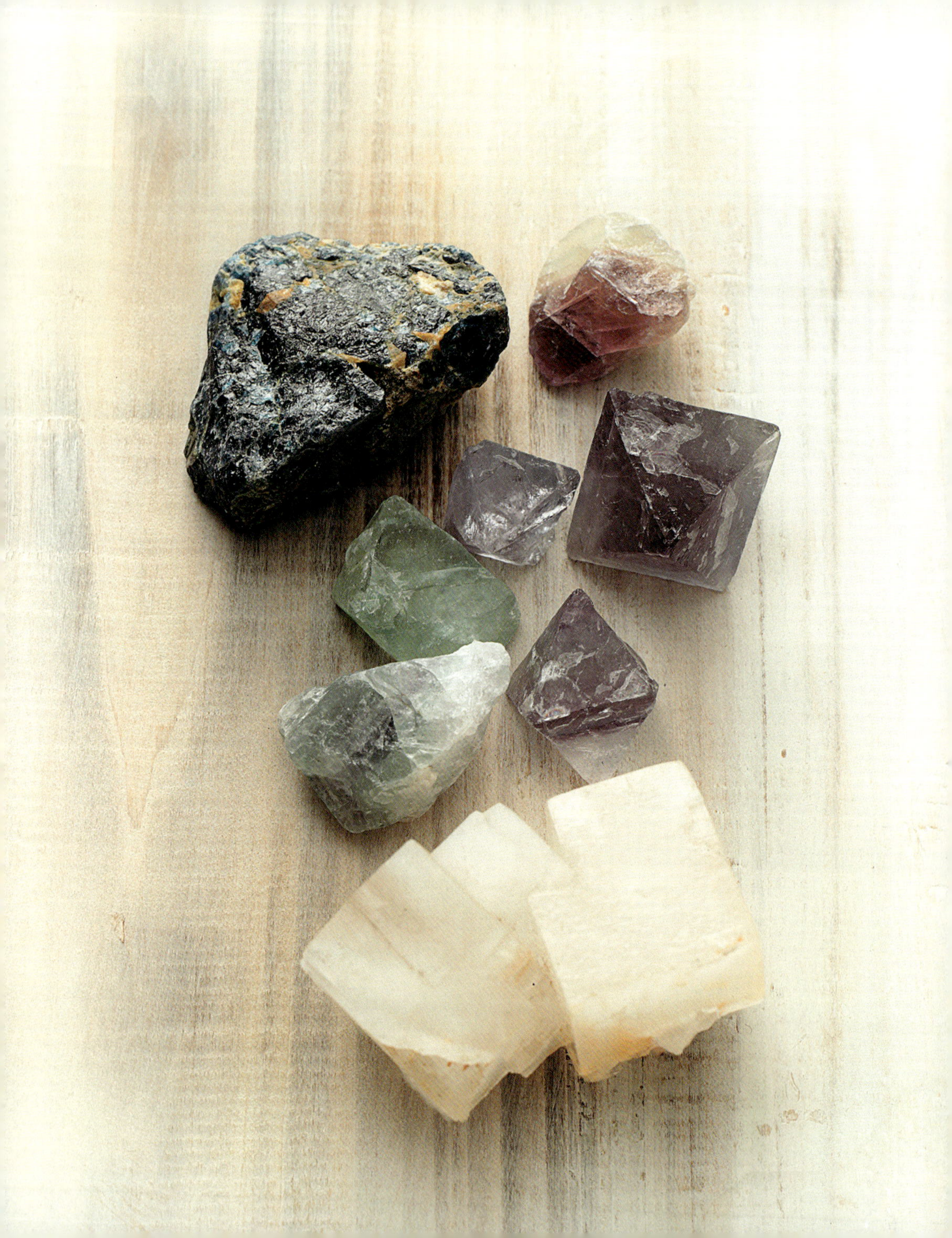

DAS GEHEIMNIS DER MINERALSALZE

12 MINERALSALZE FÜR DIE GESUNDHEIT – WIE ENTWICKELTE DR. SCHÜSSLER AUS DIESER IDEE EIN NATURHEILVERFAHREN UND WIE FUNKTIONIERT ES? SIE ERFAHREN ES IN DIESEM KAPITEL.

Schüßlers Biochemie – was ist das? **8**

Selbstbehandlung: Möglichkeiten und Grenzen **16**

Die besten Einnahmeformen der Salze **30**

Oft gefragt **34**

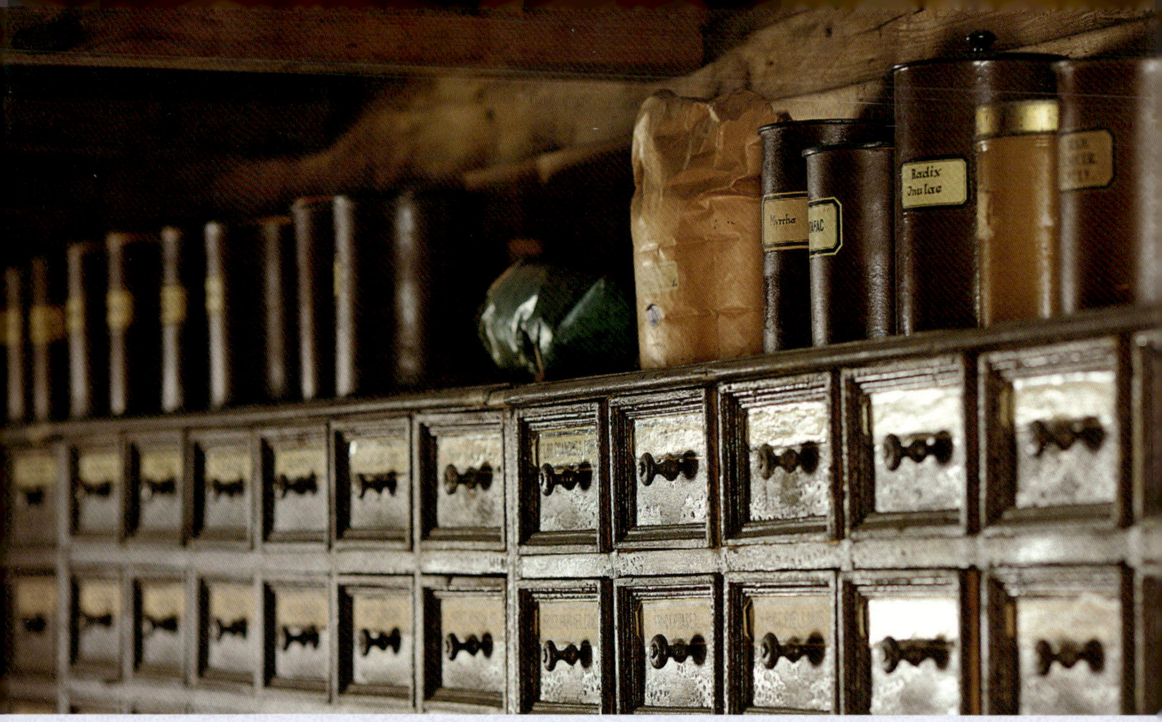

SCHÜSSLERS BIOCHEMIE – WAS IST DAS?

Vielen ist der Begriff Biochemie geläufig, aber kaum einer weiß, dass er von Wilhelm Heinrich Schüßler vor mehr als 130 Jahren geprägt wurde. Der Begriff Biochemie bezeichnet Prozesse und Reaktionen wie Atmung, Stoffwechsel und Verdauung, die in unserem Körper ganz natürlich ablaufen. Zusätzlich wird damit aber auch noch verknüpft, dass es sich bei dem Begriff Biochemie um eine von Schüßler entwickelte Behandlungsmethode handelt, die auf umfangreichen Forschungsarbeiten basiert.
Die Therapie kommt mit zwölf Mineralstoffen (Salzen) aus, die alle von Natur aus im menschlichen Körper vorkommen und die wir täglich mit der Nahrung aufnehmen.
Schüßler hatte entdeckt, dass aus diesen Salzen Heilmittel hergestellt werden können, die sehr viel mehr bewirken als die reinen Mineralstoffe unserer Nahrung: Sie können

INFO

CHEMIE DES LEBENS

Schüßler leitete den Begriff Biochemie von den griechischen Worten »chemeia«, Wissenschaft der Elemente, und »bios«, Leben, ab

wichtige Körperfunktionen anregen oder überhaupt erst wieder möglich machen und auf diese Weise Fehlfunktionen des Organismus normalisieren.
Sprach Schüßler damals noch von Salzmolekülen, so wissen wir heute, dass Mineralsalze durch die chemische Vereinigung von Metallen und Nichtmetallen entstehen und aus elektrisch geladenen Atomen, den Ionen, aufgebaut sind.

Von der Homöopathie zur Biochemie

Wilhelm Heinrich Schüßler kam 1821 in Bad Zwischenahn im Ammerland nahe Oldenburg zur Welt. Lange unterstützte er wegen des geringen Einkommens seines Vaters die Familie finanziell durch seine Tätigkeit als Sprachlehrer. 1852, er war bereits 31 Jahre alt, nahm er ohne Abitur das Medizinstudium in Paris auf. Später wechselte er an die Universität nach Berlin und promovierte in Gießen. In Oldenburg eröffnete er dann eine

INFO

KRISTALLGITTERSTRUKTUR

In unserem Körper befinden sich überall Mineralsalze. Ihre Kristalle (beim Kochsalz sind sie würfelförmig) entstehen durch eine regelmäßige Anordnung von elektrisch geladenen Atomen, den Ionen (Chlor- und Natrium-Ionen beim Kochsalz).
Das Schema unten zeigt als vereinfachte Darstellung lediglich einen kleinen Ausschnitt aus der Kristallgitterstruktur.

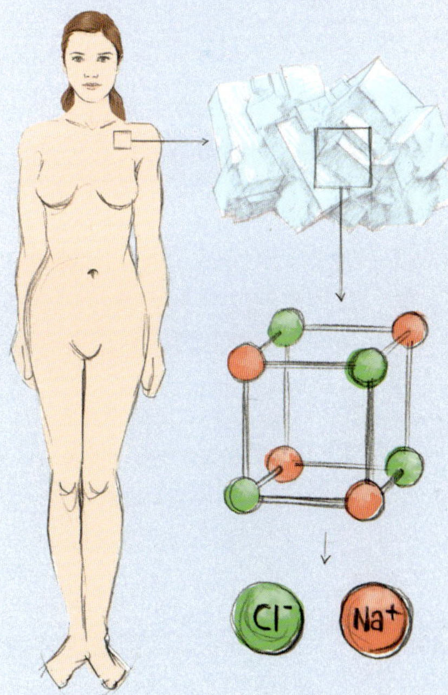

Praxis als Arzt, Wundarzt und Geburtshelfer. Schon bald galt sein besonderes Interesse der Homöopathie, mit der er 15 Jahre lang seine Patienten behandelte. Kein Wunder, dass auch der Weg zu seinem Heilverfahren und die Herstellung seiner Heilsalze von den grundlegenden Gedanken des Entdeckers der Homöopathie, des Meißener Arztes Dr. Samuel Hahnemann (1755–1843), geprägt wurden.

Die homöopathische Ähnlichkeitsregel

Fundament der Homöopathie ist die Ähnlichkeitsregel. Dazu folgendes Beispiel: Kaffee, spätabends getrunken, kann auch bei gesunden Menschen durch seine anregende Wirkung auf das Nervensystem den Schlaf verhindern. Zwar ist der Betreffende müde, kommt aber wegen ständig kreisender Gedanken nicht zur Ruhe.

Wenn eine Substanz wie Kaffee beim Gesunden so eindeutige Beschwerden (Symptome) auslösen kann, dann kommt sie nach der Ähnlichkeitsregel Hahnemanns bei ähnlichen Beschwerden auch als Heilmittel infrage. Anders gesagt: Kann jemand wegen Erregung des Nervensystems nicht einschlafen oder zeigt er ähnliche Symptome, ist die Kaffeebohne (lateinisch Coffea) in verdünnter Form (in der Homöopathie spricht man von potenzierter Form) das zur Behandlung geeignete Mittel.

Durch Versuche konnte Hahnemann für viele Substanzen aus dem Tier-, Pflanzen- und Mineralreich herausfinden, welche Symptome sie bei Gesunden hervorrufen; diese Versuche wurden von anderen im Laufe der Jahrzehnte fortgesetzt. Bei der beschriebenen Vorgehensweise, der »Arzneimittelprüfung«, entstehen für jede Substanz umfangreiche Listen mit Symptomen – zusammengefasst als »Arzneimittelbild«. Um das jeweils passende Mittel zu finden, muss der Therapeut die Symptome des Patienten mit den Arzneimittelbildern vergleichen.

In der Homöopathie gibt es nämlich nicht nur ein bestimmtes Mittel gegen eine bestimmte Erkrankung. Vielmehr wird das Mittel gesucht, das dem kranken Menschen im Gesamten hilft – also gleichermaßen bezogen auf seine Symptome, seine Gefühlsäußerungen und seine Eigenheiten. Die homöopathische Behandlung ist demzufolge ein äußerst komplexer Vorgang und so wird es verständlich, dass sie sehr zeitaufwendig ist und eine große Erfahrung des Homöopathen voraussetzt.

INFO

VIELFÄLTIGE HOMÖOPATHIE

Mittlerweile gibt es über 1500 homöopathische Mittel, unter denen der Therapeut das individuell passende für einen Patienten heraussucht.

Die Potenzierung

Damit homöopathische Mittel ihre volle Wirkung entfalten, werden sie nach einem von Hahnemann entwickelten Verfahren mit Wasser, Alkohol oder Milchzucker »verdünnt« (potenziert). Dies geschieht in Verdünnungsschritten von 1 : 10 (1 Teil Substanz auf 10 Teile Verdünnungsmittel: dezimale Verdünnung) oder 1 : 100 (1 Teil Substanz auf 100 Teile Verdünnungsmittel: centesimale Verdünnung). Bei dezimaler Verdünnung wird dem Namen des Heilmittels der Buchstabe »D« angehängt, man spricht von einer D-Potenz. Wird nur einmal im Verhältnis 1 : 10 verdünnt, heißt die Potenz D1. Nimmt man in einem zweiten Verdünnungsschritt von der D1-Verdünnung einen Teil und vermischt ihn erneut mit 10 Teilen Verdünnungsmittel, entsteht die D2-Potenz. Aus dieser gewinnt man bei gleicher Vorgehensweise die D3-Potenz. Mathematisch betrachtet, gibt die D-Potenz an, wie viele Nullen im Verdünnungsverhältnis nach der Eins stehen.

Auf der Suche nach neuen Mitteln

Die Medizin zum Ende des 19. Jahrhunderts war gekennzeichnet von Entdeckungen und grundlegenden Veränderungen. Professor Dr. Rudolf Virchow (1821–1902) beispielsweise, Pathologe an der Charité, dem bekannten Berliner Krankenhaus, erforschte die kleinste Lebenseinheit im menschlichen Körper – die Zelle. Der niederländische

INFO

GRUNDLAGEN DER POTENZIERUNG

D1	1:10
D2	1:100
D3	1:1.000
D6	1:1.000.000
D12	1:1.000.000.000.000

»Jedes biochemische Mittel muss so verdünnt sein, dass die Funktionen gesunder Zellen nicht gestört, vorhandene Funktionsstörungen aber ausgeglichen werden können.«
Wilhelm Heinrich Schüßler

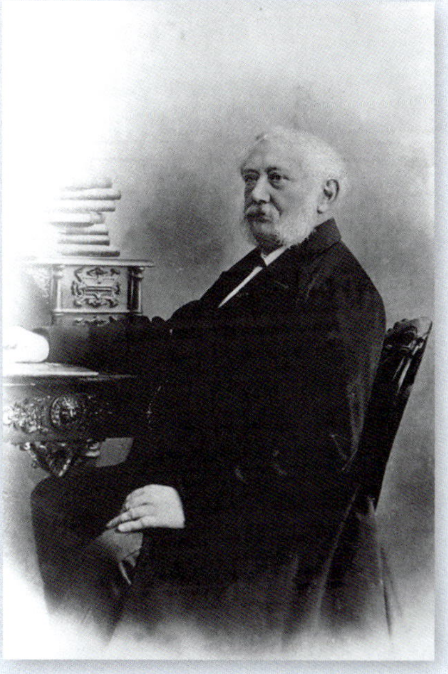

Wissenschaftler und Physiologe Jakob Moleschott fand wenig später heraus, welche Bedeutung Mineralsalze für die Funktionen des menschlichen ebenso wie des tierischen Organismus haben.
Schüßler war zu dieser Zeit bereits seit Jahren auf der Suche nach einer neuen Behandlungsmethode. Er strebte eine Therapie an, die – im Gegensatz zur Homöopathie – mit wenigen Arzneimitteln auskommt. Ein Satz aus Moleschotts wissenschaftlicher Veröffentlichung inspirierte Schüßler. Dieser lautet: »... die Stoffe, die bei der Verbrennung [von totem tierischem und menschlichem Gewebe] zurückbleiben, die sogenannten Aschebestandteile, gehören zu der formgebenden und artbedingten Grundlage der Gewebe. Kein Knochen ohne Knochenerde, kein Knorpel ohne Knorpelsalz, kein Blut ohne Eisen, kein Speichel ohne Chlorkalium.«
Schüßler wollte herausfinden, welche Mineralsalze (neben den von Moleschott beschriebenen) im Körper hauptsächlich vorkommen. Um das zu erforschen, analysierte er Asche von Leichen aus dem Krematorium. Dabei entdeckte er, dass in den Geweben und Organen jeweils unterschiedliche Mineralsalze vorherrschen. So fand er im Muskelgewebe überwiegend Kaliumphosphat (Kalium phosphoricum) und Magnesiumphosphat (Magnesium phosphoricum) vor, in den Schleimhäuten Kaliumchlorid (Kalium chloratum) und im Knochengewebe Kalziumphosphat (Calcium phosphoricum).

Für den homöopathisch denkenden Schüßler war es nur ein kleiner Schritt zu der Idee, die für ein Gewebe typischen Salze ▸ **siehe Tabelle Seite 33** bei Erkrankungen eben dieses Gewebes dann auch als Heilmittel einzusetzen. Um bei unserem Beispiel zu bleiben, sind das bei einer Erkrankung der Muskulatur also die Salze Kaliumphosphat und Magnesiumphosphat.

Die Herstellung der Mittel

Durch die Forschungsarbeiten von Virchow war Schüßler klar, dass er die Salze direkt in die erkrankten Zellen bringen musste. Doch wie konnten sie die Zellmembran durchdringen, die jede Zelle des Menschen wie eine Schutzhülle umgibt? Beim Lösen dieser Aufgabe halfen ihm wiederum seine Kenntnisse der Homöopathie – in diesem Fall der Herstellung homöopathischer Mittel: Durch vielfache Verdünnung ▸ **siehe Seite 11 f.** werden Substanzen so fein verteilt, dass sie in jede einzelne Zelle eindringen können.
Also ließ Schüßler aus den Mineralsalzen homöopathische Potenzen herstellen. Damit waren die Schüßler-Salze erfunden.
Aber noch etwas Entscheidendes entdeckte Schüßler: Wenn er die in Pulverform vorliegenden Salze in Wasser verdünnte, das er die Patienten langsam schluckweise trinken ließ, kam der größte Teil des Heilmittels erst gar nicht in den Magen, sondern wurde bereits über die Mundschleimhaut aufgenommen. So konnte die Wirkung rasch einsetzen.

Der sensationelle Erfolg

Schließlich wagte Schüßler erste Versuche: Er gab Patienten mit Muskelkrämpfen Magnesium phosphoricum – und binnen weniger Minuten klangen die Beschwerden ab. Diese Entdeckung war sensationell. Schüßler war nun sicher, mit seiner Forschung auf dem richtigen Weg zu sein. Fieberhaft arbeitete er weiter und erzielte Behandlungserfolge in Fällen, in denen andere Methoden versagt hatten. So behandelte er in Oldenburg über 1000 an Diphtherie erkrankte Kinder erfolgreich mit Kalium chloratum, während andere Ärzte mit ihrem (damaligen) Wissen ohnmächtig zusehen mussten, wie Kranke an dieser Infektion starben. Schüßler nannte seine Methode in Hinblick auf die vielen Mittel in der Homöopathie »Eine abgekürzte Therapie – gegründet auf Histologie und Cellular-Pathologie«. Es war ihm wichtig, die Zahl der Heilmittel gering zu halten: Er wollte mit höchstens zwölf Heilsalzen auskommen. Mit dem zwölften Salz (Calcium sulfuricum) setzte er sich jahrzehntelang auseinander und kam letztlich zu dem Schluss, dass es nicht zu seinem

INFO

UNTERSTÜTZENDE ANWENDUNGEN: ERFAHRUNGEN AUS DER PRAXIS

Von einigen Anhängern der Schüßlerschen Lehre werden auch Überwärmungsbäder, Serienwaschungen und Vollbäder empfohlen. Diese Anwendungen können die Behandlung mit Schüßler-Salzen wirkungsvoll unterstützen, wirken jedoch nicht so gut wie die ansteigenden Fußbäder, die in diesem Buch empfohlen werden ▸ **siehe Seite 22 f.**

- Bei Waschungen ist der Wirkstoffkontakt mit der Haut zu kurz; es werden nicht genügend Ionen ▸ **siehe Seite 9** vom Körper aufgenommen. Mit Salben können Sie im Vergleich dazu deutlich mehr erreichen.
- Für Voll- und Teilbäder entwickelte der Sanatoriumsleiter Dr. h. c. Hickethier (1891–1958) ein spezielles Badesalz. Es enthält verschiedene Mineralstoffe, jedoch keine potenzierten Schüßler-Salze. Diese Bäder tun gut, ersetzen aber nicht die Schüßler-Salze.
- In meiner Praxis haben sich die in der Temperatur ansteigenden Fuß- und Handbäder mit Salzen bewährt. Sie verstärken die Heileffekte in vielen Fällen (etwa bei chronisch kalten Füßen Nr. 3 Ferrum phosphoricum D12), da sie zusätzlich einen (Wärme-)Reiz über die Anregung der Durchblutung ausüben.

Arzneischatz gehört, da andere Salze den Wirkungsbereich bereits erfolgreich abdecken. Seine Nachfolger nahmen Calcium sulfuricum viel später allerdings wieder auf, als sie entdeckten, dass es bei Eiterungen, Rheuma, Lymphknoten- und chronischer Blasenentzündung wirkt.

Nach seinen umfangreichen Forschungsarbeiten und der Bestätigung seiner Theorien durch die Praxis veröffentlichte Schüßler 1873 seine Erkenntnisse. Damit sorgte er zunächst für erhebliches Aufsehen, bald jedoch wurde seine Arbeit angegriffen und ins Lächerliche gezogen. Schließlich erlahmte das Interesse daran. Schüßler, obwohl zunächst sehr enttäuscht, ließ sich von der Ablehnung durch seine Kollegen letztlich nicht beirren. Er war sicher, auf dem richtigen Weg zu sein, und ergänzte und verbesserte seine Methode, die er nun kurz als »Biochemie« bezeichnete.

Moderne Entwicklungen

Schüßler verordnete zeitlebens ausschließlich die von ihm entdeckten Heilsalze. Die zwölf Heilsalben, aus den Salzen hergestellt ▸ **siehe Seite 23 ff.**, wurden erst nach seinem Tod eingeführt. Diese Salben werden zusätz-

INFO

DIE SALZE AUF EINEN BLICK

Biochemie	Name	Potenz	Die wichtigsten Wirkungen
Nr. 1	Calcium fluoratum	D12	hilft bei Haut-, Nagel- und Sehnenproblemen
Nr. 2	Calcium phosphoricum	D6	unterstützt Heilung und Wachstum
Nr. 3	Ferrum phosphoricum	D12	bei Entzündungen und Verletzungen
Nr. 4	Kalium chloratum	D6	Heilmittel für die Schleimhäute
Nr. 5	Kalium phosphoricum	D6	stärkt Muskeln und Nerven
Nr. 6	Kalium sulfuricum	D6	bei chronischen Entzündungen und Hauterkrankungen
Nr. 7	Magnesium phosphoricum	D6	hilft bei Schmerzen und Krämpfen
Nr. 8	Natrium chloratum	D6	reguliert den Flüssigkeitshaushalt
Nr. 9	Natrium phosphoricum	D6	normalisiert den Stoffwechsel
Nr. 10	Natrium sulfuricum	D6	regt Ausscheidung und Entgiftung an
Nr. 11	Silicea	D12	stärkt Sehnen, Knorpel und Knochen
Nr. 12	Calcium sulfuricum	D6	hilft bei chronischen Entzündungen

lich oder ausschließlich zur Behandlung von erkrankten Gelenken oder bei Hauterkrankungen eingesetzt, weil der fein verteilte Wirkstoff über die Haut oft schneller ans Ziel gelangt.
Prinzipiell lassen sich Schüßler-Salze auch anders als in Tabletten- oder Salbenform verabreichen, zum Beispiel in Form von Kompressen. Schüßler empfahl sie bei Hautbeschwerden wie Prellungen, Wunden und Insektenstichen. Die Anwendung der Salze in Bädern hielt Schüßler (ebenso wie die Kneipp'schen Bäder) im Rahmen der Biochemie für nicht erforderlich. In seinem Standardwerk »Eine abgekürzte Therapie« meint er sogar, es sei ein Irrtum zu glauben, den Erfolg einer biochemischen Behandlung mit zusätzlichen Maßnahmen (zum Beispiel Massagen oder Elektrotherapie) beschleunigen zu können.
Das wird aus heutiger Sicht anders gesehen. Damals litten die meisten Menschen unter ein oder zwei Beschwerden. Viele chronisch Kranke zählen heute zu den Multimorbiden (gleichzeitiges Vorhandensein mehrerer Krankheiten) – da sind zusätzliche Therapien oft vonnöten.

INFO

GUT PLATZIERT

Schüßler-Salze helfen, wenn Mineralstoffe zwar im Körper vorhanden, aber falsch verteilt sind, also wenn die Aussage zutrifft: »Das richtige Salz befindet sich nicht zur richtigen Zeit am richtigen Ort.«

Wie und wann helfen Schüßler-Salze?

Um einen Irrtum im Vorfeld zu klären: Mit Schüßler-Salzen wird dem Körper nicht der notwendige Bedarf an Mineralstoffen zugeführt. Sie helfen dem Körper im Krankheitsfall, Mineralstoffverteilungs- und -aufnahmestörungen auszugleichen. Ein Beispiel: Schmerzhafte Krämpfe an der Darmmuskulatur treten auch bei Kranken auf, die sich ausgewogen ernähren und genügend Magnesium im Körper haben. Woher kommen also die Krämpfe?
Schüßler bezeichnete dieses Phänomen als eine »Molekülverteilungsstörung«. Das bedeutet im oben beschriebenen Beispiel, dass die Magnesium-Ionen nicht dort im Organismus vorhanden sind, wo sie benötigt werden. Genau hierbei hilft das Schüßler-Salz Magnesium phosphoricum: Es reguliert die Verteilung der Magnesium-Ionen im Körper so, dass die Magnesiumteilchen wieder in jede einzelne Muskelzelle gelangen und auf diese Krämpfe lösen können. Nichtsdestotrotz bekommt die einzelne Muskelzelle natürlich auch Magnesium- und Phosphat-Ionen zugeführt.

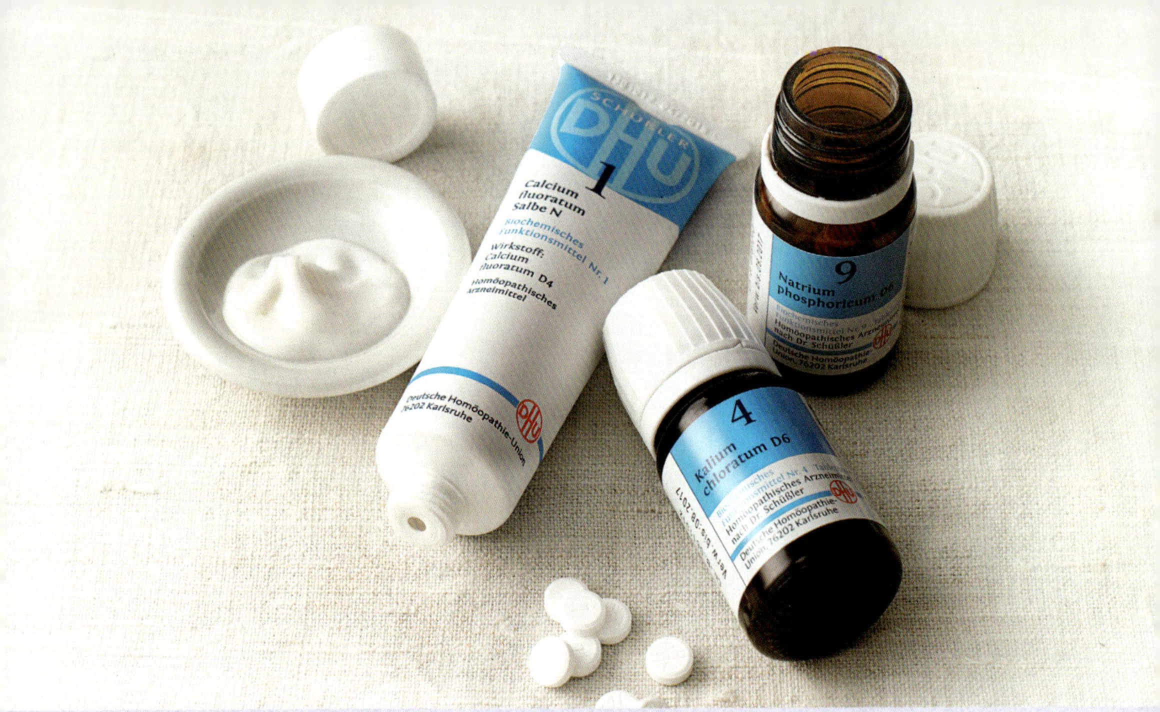

SELBSTBEHANDLUNG: MÖGLICHKEITEN UND GRENZEN

Bei chronischen Krankheiten sind Naturheilverfahren wie etwa die Biochemie nach Schüßler besonders wirksam. Je nach Krankheitsbild kann es allerdings erforderlich sein, andere Verfahren, zum Beispiel Tees oder Nahrungsergänzungsmittel, zusätzlich einzusetzen. Aber auch Befindlichkeitsstörungen und leichtere akute Beschwerden lassen sich gut mit Schüßler-Salzen behandeln. Ist eine Krankheit vom Arzt diagnostiziert und wird von ihm behandelt, können Sie Schüßler-Salze unterstützend zu den verordneten Medikamenten einnehmen.

Hilfen bei der Mittelwahl

Schüßler-Salze helfen, Heilprozesse anzuregen, den Organismus zu regenerieren und zu stabilisieren. Voraussetzung für eine erfolgreiche Behandlung ist dabei die richtige

Mittelwahl. Ein falsch eingesetztes Schüßler-Salz schadet zwar nicht, hilft aber auch nicht. Wenn Sie unsicher sind, fragen Sie einen Therapeuten um Rat, der mit der Schüßler-Biochemie arbeitet.

Die Signaturen-Diagnostik

Zur Überprüfung eines ausgewählten Mittels leistet die Signaturen-Diagnostik, auch Antlitz-Diagnostik genannt, gute Dienste. In den Jahrzehnten seiner praktischen Tätigkeit entdeckte Schüßler einen überraschenden Zusammenhang: Immer wenn für die Behandlung ein bestimmtes Salz nötig war, beobachtete er im Gesicht der Betroffenen typische Farb-, Glanz- und Strukturveränderungen. Denn jeder Salzmangel hinterlässt gewisse Mangelzeichen. Zwei Beispiele:

- Bei Mangel an Magnesium phosphoricum im Körper treten an den Wangen münzgroße Rötungen auf.
- Bei Mangel an Ferrum phosphoricum entsteht in den Augenwinkeln eine bläulich schwarze Verfärbung.

Mangelzeichen können nicht nur im Gesicht, sondern auch an Haaren, Händen, Füßen, Fuß- und Fingernägeln auftreten. Deshalb ist die Bezeichnung »Signaturen-Diagnostik« (lateinisch signum, das bedeutet Zeichen) treffender als »Antlitz-Diagnostik«. Die Signaturen-Diagnostik wurde in den vergangenen hundert Jahren von den Anhängern Schüßlers weiterentwickelt und verfeinert. Besondere Verdienste, für die er in Amerika mit dem Ehrendoktortitel ausgezeichnet wurde, erwarb sich Dr. h. c. Kurt Hickethier. Dieser führte Studien der Antlitzzeichen

WICHTIG

BEI NOTFÄLLEN SOFORT ZUM ARZT!
Selbstbehandlung hat klare Grenzen: Lebensbedrohliche Störungen wie Herzinfarkt, Schlaganfall, Krampfanfälle (wie bei Epilepsie) oder Verletzungen durch Unfälle gehören zunächst einmal in die notfall- und intensivmedizinische Betreuung!

MEIN PERSÖNLICHER TIPP

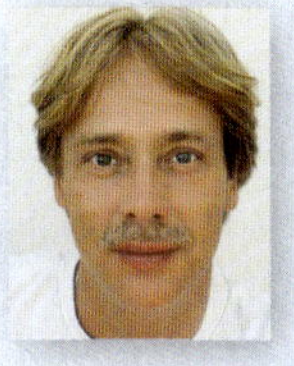

SIGNATUREN RICHTIG BEURTEILEN

- Betrachten Sie sich – ungeschminkt! – im Spiegel. Achten Sie dabei auf eine möglichst gute Beleuchtung.
- Behandeln Sie die auffälligsten Signaturen (Mangelzeichen) zuerst.
- Verlassen Sie sich nicht allein auf die Signaturen-Diagnostik, sondern achten Sie in erster Linie auf die Beschwerden.

durch und ordnete sie systematisch nach entsprechenden körperlichen Beschwerden. Wesentliche Arbeits- und Erkennungsvorgänge der Signaturen-Diagnostik beruhen auf seiner Systematik. Darauf aufbauend unternahm der Allgemeinmediziner Dr. Niels Krack den Versuch, die Ursache für das Auftreten von Signaturen am Körper und im Gesicht wissenschaftlich aufzuklären. Er stellte fest, dass bei einem Salzmangel der Stoffwechsel jeder einzelnen Körperzelle gestört ist, wodurch sich vor allem die Eigenspannung der Haut verändert und diese als Folge in ihrem Erscheinungsbild mit Verfärbungen, Schatten-, Glanz- und Faltenbildungen reagiert.

Akute und chronische Erkrankungen

In der Praxis müssen Sie zwischen chronischen (über Jahre entstandenen) und akuten (plötzlich auftretenden) Symptomen unterscheiden. Akute Beschwerden stehen im Vordergrund, da sie sofort behandelt werden müssen; bei chronischen Erkrankungen kann die Behandlung etwas länger dauern. Bei der Einnahme des richtigen Salzes verschwinden akute Beschwerden und auch die Signaturen relativ rasch – binnen Stunden. Chronische Signaturen sind über längere Zeit entstanden, sie verschwinden entsprechend langsamer. Manchmal bleiben sie auch dauerhaft bestehen, wie bei einem langjährigen Mangel an Nr. 4 Kalium chloratum die weißliche Aufhellung um die Augen herum.

INFO

SCHÜSSLER-SALZE RICHTIG EINNEHMEN

Kinder und Erwachsene lassen die Tabletten im Mund zergehen, bis sie sich aufgelöst haben. Dabei wird der Wirkstoff von der Mundschleimhaut vollständig aufgenommen.

INFO

MODALITÄTEN IN DER BIOCHEMIE

Mit dem Begriff »Modalität« werden in der Homöopathie die Bedingungen bezeichnet, die einen Zustand verschlimmern oder verbessern. Schüßler fand heraus, dass die Ausprägung der Beschwerden und ihre Veränderung in bestimmten Situationen die Wahl des Salzes bestimmen. So deuten Schmerzen, die sich nachts verschlimmern, auf einen Mangel an Calcium phosphoricum. Auch wenn es nicht zu jedem Schüßler-Salz eine eindeutige Modalität gibt, kann Ihnen der Zustand wichtige Hinweise für die Mittelwahl liefern.

Anwendung und Dosierung der Salze

Für eine biochemische Behandlung sind die mit Milchzucker verriebenen Salze ▸ **siehe Seite 10** das richtige Mittel. Sie sind als Tabletten in Apotheken erhältlich. Durch den Gehalt an Milchzucker schmecken sie leicht süßlich, weshalb die Einnahme auch Kindern keine Probleme bereitet.

Einnahme bei chronischer Krankheit

Bei Krankheiten und Beschwerden, die schon längere Zeit bestehen und/oder immer wieder auftauchen, nehmen Sie die Salze begleitend und unterstützend zur ärztlichen Behandlung ein. Hier gelten folgende Dosierungen:

- **Kinder bis 2 Jahre:** je nach Heftigkeit der Beschwerden 1- bis 2-mal täglich 1 Tablette (mit Wasser zu einem Brei aufgelöst auf die Lippen geben) bis zur Besserung.
- **Kinder von 2 bis 8 Jahren:** 2- bis 3-mal täglich 1 Tablette bis zur Besserung.
- **Kinder von 9 bis 13 Jahren:** 3-mal täglich 1 Tablette bis zur Besserung.
- **Jugendliche und Erwachsene:** 3-mal täglich 2 Tabletten bis zur Besserung.

So setzen Sie die Salze bei akuten Erkrankungen ein

Bei plötzlich und heftig entstehenden Krankheiten ist es wichtig, dem Körper sofort und möglichst oft bis zum Verschwinden der Beschwerden einen Heilreiz zu vermitteln. Die häufige Einnahme ist nie über einen längeren Zeitraum erforderlich – je nach Fall kann sie 30 Minuten bis zu einige Stunden lang dauern, meist auch nur über einen Tag hinweg. Dann ist die Erkrankung überstanden beziehungsweise sollte überstanden sein. Der Körper geht gestärkt aus der Krise hervor, weil durch die Behandlung die natürlichen Abwehrmechanismen unterstützt und die Selbstheilungsvorgänge angeregt wurden.

Ist eine hoch dosierte und häufige Einnahme erforderlich, vergewissern Sie sich darüber anhand des Beschwerdebildes ▸ **siehe ab Seite 74** und fragen Ihren behandelnden Arzt oder Heilpraktiker.

TIPP

DIE »HEISSE SIEBEN«

Geben Sie 5 bis 10 Tabletten in eine Kaffeetasse und gießen Sie kochendes Wasser zu. Lösen Sie die Tabletten unter Rühren mit einem Kaffeelöffel vollständig auf. Die so hergestellte Lösung trinken Sie langsam und schluckweise so warm wie möglich. Um die Aufnahme über die Mundschleimhäute zu verbessern, behalten Sie jeden Schluck einige Sekunden im Mund.

DIE FÜNF BESTEN MITTEL BEI AKUTEN ERKRANKUNGEN

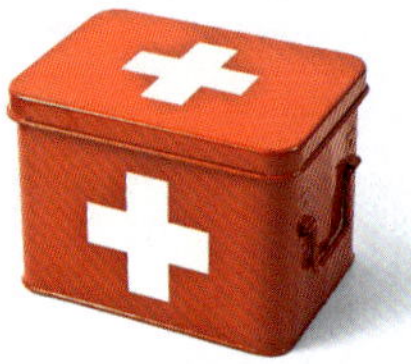

Nr. 3 Ferrum phosphoricum D12 ist die »Feuerwehr« der Schüßler-Salze und hilft bei allen akuten Beschwerden wie Verletzungen (Prellungen, Hautabschürfungen, Schnittwunden, Verbrennungen) und Entzündungen (Magenreizung, Schnupfen und alle anderen Erkältungskrankheiten).

Nr. 5 Kalium phosphoricum D6 gilt als der »Rettungsanker« und hilft in allen Notsituationen mit Erschöpfung und Schwäche. Dazu zählen seelische Traumata, Depressionen und Erschöpfung sowie hohes Fieber (über 39 °C) und die Gefahr einer Blutvergiftung (selbstverständlich in den letzten beiden Fällen sofort zum Arzt).

Nr. 7 Magnesium phosphoricum D6 ist das wichtigste Mittel bei allen Arten von Schmerzen und Krämpfen ebenso wie bei Unruhezuständen: Kopfschmerzen, Migräne, Magen- und Darmkrämpfe, Wadenkrämpfe (auch Nr. 2 Calcium phosphoricum D6), hoher Blutdruck aufgrund von Aufregung, Prüfungsangst, Hyperaktivität, Ärger, Aggression.

Nr. 8 Natrium chloratum D6 gilt als Flüssigkeitsregulator und hilft bei trockener Haut und Schleimhaut, tränenden Augen, akutem Fließschnupfen, Hautausschlägen, Verstopfung und wässrigem Durchfall.

Nr. 9 Natrium phosphoricum D6 hilft bei allen Arten von Verdauungsstörungen wie Völlegefühl und Blähungen, auch wenn die Nahrung schwer verdaulich im Magen liegt. Ebenso hilft dieses Salz bei Störungen der Fettverdauung, bei Reiseübelkeit und Sodbrennen.

DIE RICHTIGE DOSIERUNG

Nehmen Sie bei akuten Erkrankungen innerhalb der ersten Stunde jeweils 1 Tablette alle drei bis fünf Minuten, viertel- oder halbstündlich, je nachdem, wie heftig die Beschwerden sind.

SONDERFALL NR. 7 MAGNESIUM PHOSPHORICUM

Für das Salz Nr. 7, das Schmerz- und Entkrampfungsmittel, hat sich gerade bei akuten Beschwerden eine Anwendung bewährt, die schnell wirkt: die »Heiße Sieben« ▸ **siehe Seite 19**. Selbstverständlich spricht nichts dagegen, auch andere Salze gemäß der »Heißen Sieben« einzunehmen. Früher wurde darauf hingewiesen, dass die Lösung nicht mit einem Metalllöffel umgerührt werden dürfe, da sich sonst die elektrostatische Bindung zwischen den Elementen des Salzes verändere. Heute weiß man, dass das nicht stimmt.

Die Behandlung von Entzündungen (Entzündungs-Schema)

Sie erkennen eine Entzündung an ihren typischen Merkmalen: Rötung, Erwärmung, Schwellung und Schmerz des erkrankten Bereichs. Die Behandlung von Entzündungen folgt den drei (biochemischen) Stadien, in denen sich eine Entzündung im Körper zeigt; sie geht deswegen auch in drei Schritten vor sich, wobei jedem ein eigenes Heilsalz zugeordnet ist.

ERSTES STADIUM – NR. 3 FERRUM PHOSPHORICUM D12

In diesem Stadium treten Allgemeinsymptome und leichte Beschwerden auf. Zum Beispiel wird eine heraufziehende Erkältung möglicherweise von Kältegefühl, Gliederschmerzen, leichter Reizung und Rötung des Rachens begleitet. Bei einer heftigen Entzündung können das erste und das zweite Stadium fließend ineinander übergehen – alle Entzündungszeichen treten dabei fast gleichzeitig auf.

- Sofort mit der Einnahme von Nr. 3 Ferrum phosphoricum D12 beginnen, alle paar Minuten bis viertelstündlich 1 Tablette im Mund zergehen lassen.

ZWEITES STADIUM – NR. 4 KALIUM CHLORATUM D6

Die Beschwerden haben sich festgesetzt und zeigen nun deutliche Symptome im erkrankten Bereich. Bei unserem Erkältungsbeispiel äußert sich das durch Rötung, Erwärmung, Schwellung und Schmerz.

- 6- bis 10-mal täglich – je nach Heftigkeit der Beschwerden – 1 Tablette im Mund zergehen lassen. Bei fließendem Übergang vom ersten zum zweiten Stadium die Salze Nr. 3 Ferrum phosphoricum D12 und Nr. 4 Kalium chloratum D6 im Wechsel einnehmen: viertel- bis halbstündlich 1 Tablette, bei Säuglingen genügt halbstündlich bis stündlich ½ Tablette.

TIPP

WECHSELWEISE EINNEHMEN

Der Übergang vom ersten zum zweiten Stadium kann fließend sein. Falls Sie unsicher sind, welches Salz das passende ist, nehmen Sie die Salze Nr. 3 und Nr. 4 im Wechsel ein. Das bedeutet: Sie nehmen zuerst die Nr. 3 Ferrum phosphoricum D12, dann nach einer Viertel- bis halben Stunde die Nr. 4 Kalium chloratum D6 und wiederum nach einer Viertel- bis halben Stunde die Nr. 3 Ferrum phosphoricum D12 ein. Wenn die Beschwerden sich bessern, können Sie die Abstände auf eine halbe, eine oder zwei Stunden verlängern. Nehmen Sie die Salze so lange ein, bis Ihre Beschwerden abgeklungen sind.

MEIN PERSÖNLICHER TIPP

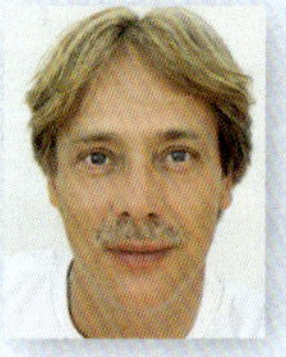

DER SCHÜSSLER-DRINK FÜR BERUFSTÄTIGE

Nach dem Muster der »Heißen Sieben« ▸ **siehe Seite 19** wird die Tabletten-Tagesdosis in Wasser aufgelöst und über den Tag verteilt schlückchenweise getrunken.

So wird's gemacht: Nehmen Sie eine 200-ml-Glasflasche (größere Flaschen sind auch in Ordnung) und füllen Sie sie mit heißem, abgekochtem Wasser. Dann geben Sie alle für Sie erforderlichen Tabletten in die Flasche. Gut schütteln, damit sich die Tabletten auflösen. Den so hergestellten biochemischen Cocktail trinken Sie im Laufe des Tages. Nehmen Sie immer wieder einen Schluck – am Abend sollte die Flasche leer sein.

Wichtig: Die Flasche vor jedem Trinken kräftig schütteln.

DRITTES STADIUM – NR. 6 KALIUM SULFURICUM D6

Dieses Stadium erkennen Sie daran, dass der Heilprozess stockt, nachdem sich die Beschwerden zunächst gebessert hatten. Es tritt allerdings selten auf, weil die Entzündung meist abgeklungen ist, wenn die Salze Nr. 3 und Nr. 4 rechtzeitig eingenommen wurden.

- 3-mal täglich 2 Tabletten Nr. 6 Kalium sulfuricum D6 im Mund zergehen lassen, Kinder 3-mal täglich 1 Tablette bis zur Abheilung.

BEISPIEL SCHNUPFEN (RHINITIS)

Die Nasenschleimhäute sind infolge eines Reizes (zum Beispiel durch ein Allergen wie Staub oder Pollen) oder einer Infektion (von Viren ausgelöst) mit begleitender Rötung und Schwellung entzündet.

- Erstes Stadium: Kribbeln in der Nase, Niesreiz, Fließschnupfen – Nr. 3 Ferrum phosphoricum D12.
- Zweites Stadium: Stockschnupfen, die Nasenmuscheln sind angeschwollen, die Nasenatmung ist erschwert – Nr. 4 Kalium chloratum D6.
- Drittes Stadium: Der Schnupfen ist fast ausgeheilt, die Nase aber noch leicht verstopft und beim Schnäuzen tritt dicker gelber Schleim aus – Nr. 6 Kalium sulfuricum D6.

Fuß- und Handbäder

Das ansteigende Fußbad regt die Durchblutung im ganzen Körper an. Es erweitert die kleinen Blutgefäße, die Kapillaren, und aktiviert damit den Stoffwechsel (Aufnahme von Nährstoffen, Abgabe von Abbauprodukten) in jeder einzelnen Zelle unseres Körpers – ein Effekt, der die Schüßler-Therapie in idealer Weise unterstützt. Am einfachsten ist es, wenn Sie eine Fußbadewanne benutzen (Bezugsadresse ▸ siehe Seite 122). Wer Fußbäder nicht anwenden kann, erreicht mit Handbädern einen ähnlichen, wenn auch abgeschwächten Effekt.

- Wählen Sie Ihr Salz nach Ihrem Krankheitsbild aus. Lösen Sie davon 20 Tabletten (Kinder brauchen nur 10 Tabletten) in einer Tasse mit heißem Wasser auf (Konzentrat).
- Füllen Sie die Fußbadewanne bis über die Knöchel mit 33 bis 35 °C warmem Wasser (Anfangstemperatur) und geben das Konzentrat dazu.
- Während der 20-minütigen Badedauer wird die Wassertemperatur jede Minute um 0,5 °C bis auf 45 °C erhöht. Wichtig ist, dass die Temperatur möglichst gleichmäßig ansteigt: Dazu eine Tasse Badewasser aus der Fußwanne entnehmen und eine Tasse heißes Wasser hinzugießen. Damit bleibt der Wasserstand gleich. Wenn Ihnen das Wasser zu heiß wird, verkürzen Sie die Badedauer und beenden das Bad bei 40 °C.
- Nach dem Bad die Füße abfrottieren und als Hautschutz die Salbe Nr. 11 Silicea auftragen. Dann eine halbe Stunde ruhen.
- Ansteigende Bäder sollten Sie kurmäßig über einen bestimmten Zeitraum anwenden, etwa von Montag bis Freitag (Samstag und Sonntag Pause). Haben sich die Beschwerden nicht deutlich gebessert, können Sie die Serie nach den Pausentagen noch einmal durchführen.

EINSATZ VON FUSS- UND HANDBÄDERN

Rheumatische Erkrankungen (wie Arthrose), Erkältungskrankheiten (wie Bronchitis, Mandelentzündung, Schnupfen, Blasenkatarrh), Durchblutungsstörungen (wie kalte Hände, kalte Füße), Magen-Darm-Erkrankungen, Unsicherheit, Vergesslichkeit, Schwindel, Schlafstörungen, Tinnitus, Altersbeschwerden sowie Nieren- und Blasenerkrankungen.

Anwendung und Dosierung der Salben

Prinzipiell gilt für die Anwendung der Salben eine ähnliche Vorgehensweise wie für die Einnahme der Salze. Manche Salben können zusätzlich zu den Salzen angewandt werden – sie unterstützen die Heilwirkung.

- Wenn Sie Salben bei Hautverletzungen (auch Verbrennungen ersten Grades)

INFO

DREI VORAUSSETZUNGEN

Für den Erfolg einer Behandlung mit Schüßler-Salzen sind die folgenden drei Dinge ausschlaggebend:

1. die Auswahl des passenden Salzes,
2. die richtige Dosierung,
3. die regelmäßige Einnahme oder Anwendung der Salze und Salben.

auftragen, gehen Sie nach den Stadien der Schüßler'schen Entzündungslehre vor ▸ **siehe Seite 21 f.**

- Bei äußeren Erkrankungen, wie zum Beispiel frischen Wunden oder Gelenkbeschwerden, unterstützen Salben wirkungsvoll von außen die gleichzeitige Behandlung mit Salzen von innen.
- Bei Kindern genügt meist das Auftragen der Salbe. Mütter und Väter praktizieren dies häufig mit Erfolg, zum Beispiel bei Blähungen von Säuglingen (mit Salbe Nr. 7).
- Falls Sie bei akuten Beschwerden die entsprechende Salbe nicht zur Hand haben, können Sie auch 5 bis 10 Schüßler-Salz-Tabletten in abgekochtem Wasser zu einem Brei auflösen, den Sie mehrmals täglich auf die Haut streichen. Eine weitere Möglichkeit sind Umschläge, zum Beispiel nach Insektenstichen. Sie können mit Salben oder mit aufgelösten Tabletten hergestellt werden. Diese Anwendungen wirken ähnlich gut wie die eingenommenen Salze.

Anwendungsbereiche für Salben

Bei der Anwendung einer Salbe gibt es mehrere Möglichkeiten:

- Allgemein gebräuchlich und bei Hauterkrankungen ausreichend ist es, die Salbe 1- bis 3-mal täglich dünn auf die erkrankte Stelle aufzutragen.
- Bei schweren Entzündungen, Quetschungen, Gelenkerkrankungen sowie bei Sehnenscheidenentzündung oder Nervenschmerzen empfiehlt es sich, über Nacht einen Salbenumschlag anzulegen.
- Bei Blähungskoliken von Säuglingen und Kleinkindern hilft es, ein feuchtwarmes Tuch für einige Minuten auf den Bauch aufzulegen, damit sich die Poren der Haut öffnen und die Wärme entkrampfend einwirken kann. Danach wird gleich die Salbe auf den Bauch aufgetragen, sodass ihr Wirkstoff durch diese vorbereitende Maßnahme schneller über die Haut in den Körper eindringen kann. Massieren Sie die Salbe langsam und gründlich in die Haut ein.

BEISPIEL HAUTVERLETZUNGEN

Jede Hautverletzung, wie zum Beispiel eine Schnitt- und Schürfwunde oder eine Verbrennung ersten Grades, wird mit den Salben prinzipiell wie eine Entzündung behandelt, da die Abläufe bei Wundheilung und Entzündung ähnlich sind.

- Erstes Stadium. Frische Verletzung: Salbe Nr. 3 Ferrum phosphoricum D12.
- Zweites Stadium. Die Wundgranulation (Verschorfung) hat eingesetzt: Salbe Nr. 4 Kalium chloratum D6.
- Drittes Stadium. In manchen Fällen verläuft die Wundheilung nur zögernd: Salbe Nr. 6 Kalium sulfuricum D6.

Kompressen und Wickel

Kompressen (Auflagen) und Wickel (Umschläge) mit Tabletten kommen eigentlich nur noch zum Einsatz, wenn die weitaus praktischer zu handhabenden Salben nicht zur Hand sind. Der therapeutische Effekt ist aber bei all diesen Anwendungen der gleiche. Grundsätzlich können Kompressen und Wickel sowohl mit aufgelösten Tabletten als auch mit Salben durchgeführt werden.

ZUBEREITUNG MIT TABLETTEN

- Lösen Sie je nach Größe der Kompresse oder des Wickels 5 bis 15 Tabletten in einer kleinen Schüssel mit heißem Wasser auf.
- Ein trockenes Leinentuch in der Flüssigkeit gut tränken und auswringen, bis es nicht mehr tropft (Temperatur prüfen!).
- Für die Kompresse das Leinentuch 2- bis 6-fach falten, dann tränken, auswringen und feucht auf die erkrankte Körperstelle legen. Mit einem trockenen Baumwolltuch fixieren. Die Kompresse bleibt so lange liegen, bis sie nur mehr lauwarm ist.

WICHTIG

BEI HAUTAUSSCHLÄGEN

Die Behandlung mit Salben bei Hautausschlägen wie Neurodermitis sollten Sie stets auf ein Mindestmaß beschränken, da sonst die Haut schnell austrocknet und immer häufiger eingecremt werden muss. Bevorzugen Sie in diesen Fällen die Salze.

- Beim Wickel den erkrankten Körperteil mit dem getränkten Leinentuch umhüllen, darüber ein luftdurchlässiges, überlappendes Baumwolltuch legen, beide Tücher mit einem weiteren Tuch aus Wolle (kleiner als das Zwischentuch) fixieren. Der Wickel bleibt so lange liegen, bis er Körpertemperatur erreicht hat.

ZUBEREITUNG MIT DER SALBE

- Tränken Sie das Leinentuch für Kompresse oder Wickel in heißem Wasser (so warm wie erträglich).
- Legen Sie das feuchtwarme Tuch auf die betroffene Körperstelle, um so die Hautporen zu öffnen.
- Nach einigen Minuten das feuchte Tuch wegnehmen und die ausgewählte Salbe in die Haut einmassieren. Ein trockenes Tuch darüberlegen und befestigen.
- Für einen Salbenumschlag streichen Sie die Salbe 1 bis 2 Millimeter dick auf eine Kompresse, die Sie auf die betreffende Stelle auflegen und fixieren.

EINSATZ VON KOMPRESSEN UND WICKELN

Bindehautentzündung (Kompresse auf die geschlossenen Augen), Brustdrüsenentzündung, Gelenk- und Knochenerkrankungen, Halsentzündung, Windeldermatitis, Prellungen, Quetschungen, Verstauchung, Lebererkrankungen, Magen- und Darmkrämpfe sowie Warzen.

WELCHES MITTEL FÜR WELCHEN FALL?

- Nr. 1 Calcium fluoratum
- Nr. 2 Calcium phosphoricum
- Nr. 3 Ferrum phosphoricum
- Nr. 4 Kalium chloratum
- Nr. 5 Kalium phosphoricum
- Nr. 6 Kalium sulfuricum
- Nr. 7 Magnesium phosphoricum
- Nr. 8 Natrium chloratum
- Nr. 9 Natrium phosphoricum
- Nr. 10 Natrium sulfuricum
- Nr. 11 Silicea
- Nr. 12 Calcium sulfuricum

BEWEGUNGSAPPARAT

Muskelverspannung/-krämpfe
Gelenkentzündung
Gelenkabnutzung (Arthrose)
Hexenschuss
Sehnenerkrankungen

BLASE UND NIEREN

Nierenschwäche
Anregung der Nierenfunktion
Blasenentzündung

ERKÄLTUNGSKRANKHEITEN

im Anfangsstadium
bei Ausbruch
bei schleppender Heilung

HAARE

diffuser Haarausfall
kreisrunder Haarausfall
Schuppen

HAUT

mehlartiger Ausschlag
geröteter Ausschlag
Juckreiz
Sonnenbrand
Warzen, hart
Warzen, weich
Verletzungen

HERZ UND KREISLAUF

Herzstärkung
Blutdruck, niedriger
Kreislaufschwäche

NERVEN UND PSYCHE

Aufregung, Unruhe
Erschöpfung

VERDAUUNGSSYSTEM

Durchfall, klar, wässrig
Durchfall bei Aufregung
Verstopfung
Blähungen nach dem Essen
übel riechende Blähungen
Magenkatarrh

Dauer der Behandlung

Die Dauer der Behandlung ist stets abhängig vom Krankheitsbild. Bei akuten Beschwerden ist die Behandlung mit Tabletten oder Salben bei völliger Genesung des Patienten beendet. Bei chronischen Krankheiten gilt prinzipiell dasselbe, allerdings kann hier oft eine längere Einnahme- und Anwendungszeit von Wochen bis Monaten angezeigt sein. Genaueres erfahren Sie beim jeweiligen Beschwerdebild ▸ **siehe Seite 74 ff.**

Schüßler-Salze und die richtige Ernährung

Eine ausgewogene und vitalstoffreiche Vollwertkost (Literaturtipp ▸ **siehe Seite 122**) und eine ausreichende Versorgung mit Flüssigkeit – am besten trinken Sie ungesüßte Tees und Mineralwasser ohne Kohlensäure – sind die besten Voraussetzungen dafür, dass sich die Wirkung der Salze vollständig entfalten kann. Sie können zusätzlich darauf achten, dass Sie – entsprechend Ihren Beschwerden und dem dafür geeigneten Salz – Lebensmittel verwenden, die besonders viel von diesem Mineralstoff enthalten. Die Tabelle auf den folgenden Seiten hilft Ihnen dabei. Eine vollwertige Nahrung unterstützt die Therapie – sie kann jedoch kein Ersatz für eine Behandlung mit Schüßler-Salzen sein. Denn wie Dr. Schüßler beobachtete, kann bei ausreichender Versorgung mit Nährstoffen aus Lebensmitteln dennoch durch einen krank machenden Reiz eine Verteilungsstörung der körpereigenen Mineralsalze mit den entsprechenden Beschwerden auftreten ▸ **siehe Seite 15.**

INFO

BEEINFLUSST KAFFEE DIE WIRKUNG DER SALZE?

Weder Kaffee noch andere in der Homöopathie verbotene Substanzen wie Menthol oder Kampfer beeinflussen die Wirkung der Salze. Das Verbot stammt vom Entdecker der Homöopathie, Samuel Hahnemann ▸ **siehe auch Seite 9 ff.** Schüßler hat seine Salze zwar durch Potenzierung hoch aufgeschlossen, aber ansonsten jede Beziehung zur Homöopathie abgelehnt.

INFO

MILCHZUCKER – GEFAHR FÜR DIE ZÄHNE?

Hier gilt, was auch beim Verzehr von Süßigkeiten wichtig ist: Bei normaler und regelmäßiger Zahnpflege schadet der als Trägerstoff enthaltene Milchzucker den Zähnen nicht.

MINERALSTOFFE IN LEBENSMITTELN

Diese Übersicht hilft Ihnen, Ihre Ernährung ausgewogen und gesund zu gestalten und außerdem die Lebensmittel auszuwählen, die Ihre Behandlung mit einem Schüßler-Salz sinnvoll unterstützen können, da sie besonders viel von dem jeweiligen Salz enthalten.

Salz	Lebensmittel
Nr. 1 Calcium fluoratum	Appenzeller, Bergkäse, Blattspinat, Brennnessel, Edelpilzkäse, Gouda, Kochkäse, Krabben, Leinsamen, Paranüsse, Petersilienblätter (getrocknet), Sesamsamen, Sojamehl (halbfett), Zuckererbsen
Nr. 2 Calcium phosphoricum	grüne Bohnen (gegart), Brennnessel, Brokkoli, Brombeeren, Buttermilch, Butterpilz, Haselnüsse, Hefeflocken, Joghurt mit Müsli, Käse, Kichererbsen, Krabben, Leinsamen, Mandeln (süß), Mohnsamen, Petersilie, Sesamsamen, frische Sojabohnen, Spinat, Steinpilze, Zuckererbsen
Nr. 3 Ferrum phosphoricum	Bäckerhefe (getrocknet), Bierhefe, dicke Bohnen, grüne Bohnen (gegart), Buchweizen, grüne Erbsen, Hirse, Kichererbsen, Kürbiskerne, Leinsamen, Molkekäse, Muscheln, Pilze, Pistazienkerne, Roggen, Soja, Sonnenblumenkerne, Spinat, Weizen- und Roggenkeimflocken, Wild
Nr. 4 Kalium chloratum	Banane, Bierhefe (getrocknet), Brennnessel, Brokkoli, Datteln, Frühlingsrolle, Gans, Gartenkresse, Hafer, Hartkäse, Hefeflocken, Klaffmuscheln, Knollensellerie, Kokosnuss, Makrele, Matjeshering, Ölsardinen, Pilze (getrocknet), Rotkohl, Schaffleisch (Konserve), Schafskäse, Sesamsamen, Sprotte, Staudensellerie, Tomaten, Zuckererbsen
Nr. 5 Kalium phosphoricum	Artischocke, Bachsaibling, Blauschimmelkäse, grüne Bohnen (gegart), Cashewkerne, Erdnüsse, Esskastanien, frisches Getreide (alle Arten), Haselnüsse, Heilbutt, Huhn/Hähnchen, Klaffmuscheln, Knoblauch, Kochkäse, Kürbiskerne, Lachs, Leber, Makrele, Mandeln (süß), Mohnsamen, Parmesankäse, Petersilienblätter, Pilze, Pinienkerne, Pistazienkerne, Sesamsamen, Sonnenblumenkerne, Spinat, Sprotte, Walnüsse

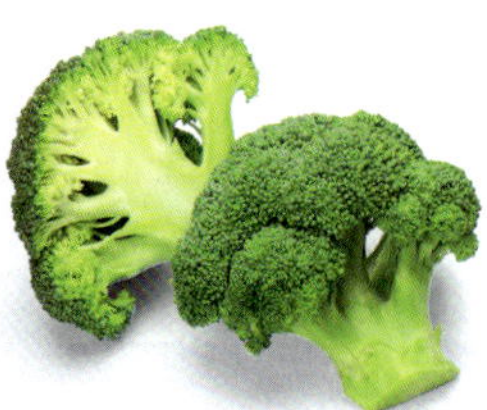

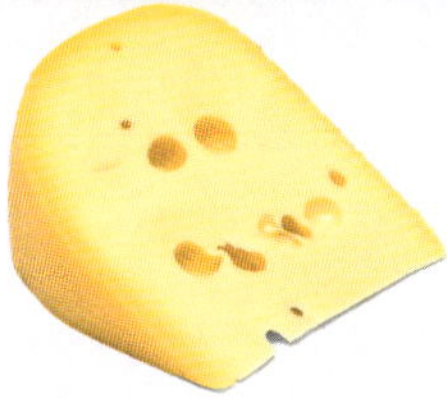

Salz	Lebensmittel
Nr. 6 Kalium sulfuricum	Äpfel, Bachsaibling, Blauschimmelkäse, Brokkoli, Cashewkerne, Dinkel, Erdnüsse, Forelle, Gartenkresse, Gerste, Hafer, Haselnüsse, Hecht, Kabeljau, Kichererbsen, Klaffmuscheln, Kürbiskerne, Lachs, Makrele, Petersilienblätter, Pilze getrocknet (Butterpilz, Morchel, Hallimasch), Pistazienkerne, Roggen, Sesamsamen, Weichkäse, Weizen, Zuckererbsen
Nr. 7 Magnesium phosphoricum	grüne Bohnen (gegart), Cashewkerne, Dinkel, Erdnüsse, Gerste, Hafer, Haselnüsse, Hirse, Knoblauch, Kürbiskerne, Leinsamen, Mais, Naturreis, Pilze getrocknet (Hallimasch, Morchel, Steinpilz), Pinienkerne, Roggen, frische Sojabohnen, Sonnenblumenkerne (geschält), Weizen
Nr. 8 Natrium chloratum	dicke Bohnen, Brennnessel, Gans, Fenchel, Frischkäse, Hartkäse, Knollensellerie, Kochkäse, Kürbiskerne, Leinsamen, Mangold, grüne Oliven (gesäuert), Petersilienblätter (getrocknet), Schafskäse, Schnittkäse, Sesamsamen, Spinat, Staudensellerie, Trüffeln (getrocknet), Weichkäse
Nr. 9 Natrium phosphoricum	dicke Bohnen, Brennnessel, Dill, Flusskrebs, Gans, Hartkäse, Hühnerei, Hummer, Knollensellerie, Kochkäse, Kürbiskerne, Leinsamen, Roggen, Rote Bete, Schafskäse, Schmelzkäse, Schnittkäse, Sesamsamen, Staudensellerie, Trüffeln, Weichkäse
Nr. 10 Natrium sulfuricum	Blattspinat, Bohnen, Cashewkerne, Fenchel, Gans, Garnelen, Hartkäse, Jakobsmuscheln, Knollensellerie, Kokosnuss, Kürbiskerne, Leinsamen, Petersilienblätter (dicke), Roggen, Schafskäse, Schnittkäse, Schwertfisch, Sesamsamen, Sprotte, Steinpilze (getrocknet), Weichkäse
Nr. 11 Silicea	Gerste, Hafer, Hirse, Kartoffeln, Mais, Roggen, Rote Bete, Weizenvollkorn
Nr. 12 Calcium sulfuricum	Brokkoli, Brunnenkresse, Cashewkerne, Gartenkresse, Grünkohl, Hartkäse, Haselnüsse, Kochkäse, Krabben, Leinsamen, Mandeln (süß), Mohnsamen, Paranüsse, Petersilienblätter, Schafskäse, Schnittkäse, Sesamsamen, frische Sojabohnen, Steinpilze (getrocknet), Weichkäse, Zuckererbsen

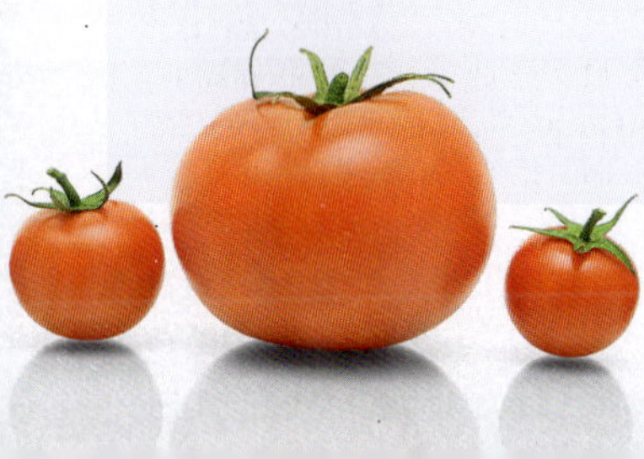

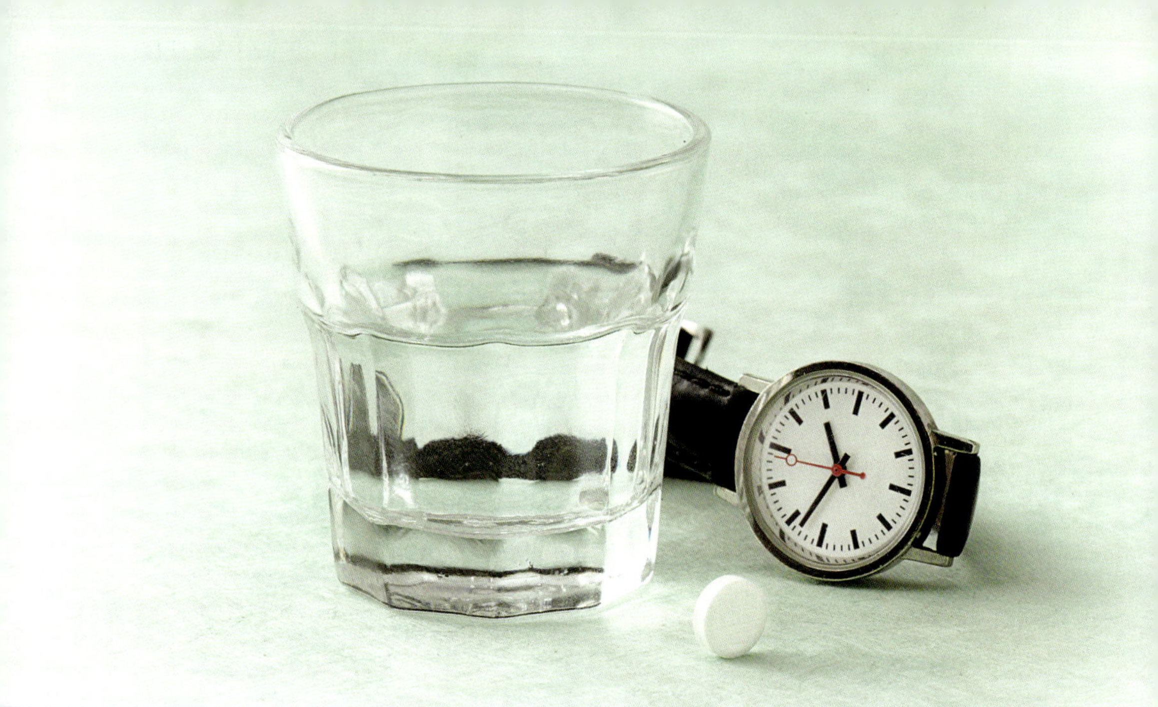

GÜNSTIGE EINNAHMEZEITEN

Die Frage, ob es besondere Einnahmezeiten für die Salze gibt, beschäftigt seit Jahrzehnten Anwender und Therapeuten. In den letzten Jahren sind verschiedene Tabellen und Listen entstanden, teils aus praktischer und persönlicher Erfahrung, teils intuitiv und durch Berücksichtigung der Chinesischen Organuhr ▸ siehe Seite 31.

Die Chronopharmakologie, also die Wissenschaft, die das Verhalten von Arzneistoffen im Körper unter dem zeitlichen Aspekt untersucht, hat sich mit den Schüßler-Salzen bisher noch nicht auseinandergesetzt. Erfahrungen von Ernährungsexperten zeigen lediglich für einige Mineralstoffe optimale Wirkungszeiten.

Demnach wirken Kalzium-Salze am besten morgens, Magnesium am besten abends, weil es die nächtliche Erholungsphase unterstützt (wird jedoch die herzentspannende

Wirkung von Nr. 7 Magnesium phosphoricum angestrebt, wirkt es besser morgens), und Zink-Salze ebenfalls abends.

Die Chinesische Organuhr

Um die Wirkung auf ein Organ zu verstärken, ist es sinnvoll, die Schüßler-Salze analog zur Chinesischen Organuhr einzunehmen. Die Chinesen haben festgestellt, dass im Verlauf von 24 Stunden jedes Organ zwei Stunden lang auf Hochtouren läuft (Maximalzeit) – dann wird die Energie an das nächstfolgende Organ abgegeben. So hat der Dünndarm beispielsweise seine höchste Arbeitszeit und Energiefülle zwischen 13 und 15 Uhr, die Leber zwischen 1 und 3 Uhr. Soll ein Organ therapeutisch beeinflusst werden, ist es vorteilhaft, eine höhere Dosis – zum Beispiel 5 bis 10 Tabletten – des Salzes eine Stunde vor der Maximalzeit zu verabreichen, damit es dem Organ zur Maximalzeit zur Verfügung steht. Beispiel: Das die Herzfunktion unterstützende Salz Nr. 5 Kalium phosphoricum D6 wird um 10 Uhr, also vor der Herzzeit (11 bis 13 Uhr), eingenommen, zum Beispiel als Lösung wie die »Heiße Sieben« ▸ **siehe Seite 19**.

TIPP

DAS GEHEIMNIS DER RECHTEN ZEIT

Richten Sie sich bei der Einnahme der Schüßler-Salze möglichst immer nach der chinesischen Organuhr (**siehe Seite 32**). Dadurch optimieren Sie die Wirkung der biochemischen Mittel.

Im Zwei-Stunden-Rhythmus

Die folgende Übersicht zeigt, welche Salze beziehungsweise Ergänzungsmittel ▸ **siehe Seite 58 f.** den einzelnen Organen und Organzeiten zugeordnet werden. Die Zeitangaben finden Sie auch in der Illustration auf Seite 32. Je nachdem, welches Organ Sie beeinflussen wollen, nehmen Sie die angegebenen Salze eine Stunde vor Beginn der Maximalzeit ein.

- 1 bis 3 Uhr: Leber (Entgiftung) – Nr. 6 Kalium sulfuricum D6, Nr. 10 Natrium sulfuricum D6, Nr. 12 Calcium sulfuricum D6, Nr. 18 Calcium sulfuratum D6.
- 3 bis 5 Uhr: Lunge (Schleimhäute, Entspannung zum Beispiel bei Asthma) – Nr. 4 Kalium chloratum D6, Nr. 7 Magnesium phosphoricum D6, Nr. 2 Calcium phosphoricum D6.
- 5 bis 7 Uhr: Dickdarm (Schleimhäute, Ausscheidung, Stuhlgang, Verdauungsstörungen) – Nr. 4 Kalium chloratum D6, Nr. 10 Natrium sulfuricum D6, Nr. 9 Natrium phosphoricum D6, Nr. 3 Ferrum phosphoricum D12.
- 7 bis 9 Uhr: Magen (Schleimhäute, Säureüberschuss, Entzündung) – Nr. 4 Kalium chloratum D6, Nr. 9 Natrium phosphori-

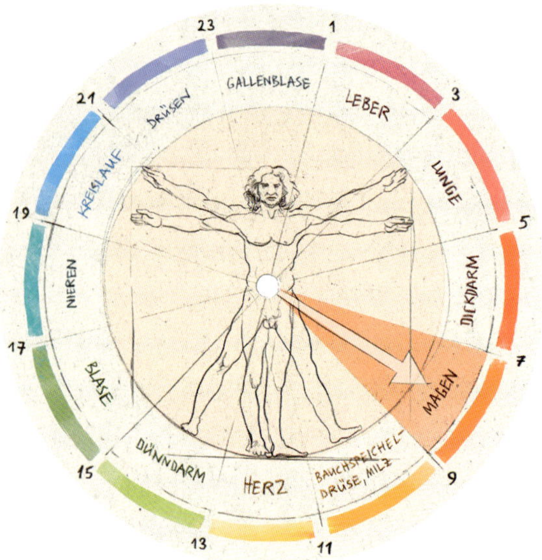

Die beste Einnahmezeit für Schüßler-Salze ist die sogenannte „Maximalzeit" eines Organs – ein Zeitraum von zwei Stunden im 24-Stunden-Rhythmus, in dem das betreffende Organ auf Hochtouren läuft.

cum D6, Nr. 3 Ferrum phosphoricum D12; Eiweißvorverdauung – Kalium Aluminium sulfuricum D6; Magenübersäuerung, Schleimhautentzündung – Nr. 23 Natrium bicarbonicum D6.

- 9 bis 11 Uhr: Milz, Bauchspeicheldrüse (Immunsystem, Insulinbildung, Bauchspeichelproduktion) – Nr. 3 Ferrum phosphoricum D12, Nr. 10 Natrium sulfuricum D6, Nr. 8 Natrium chloratum D6, Nr. 23 Natrium bicarbonicum D6.
- 11 bis 13 Uhr: Herz (Herzmuskulatur, Entspannung, Kräftigung) – Nr. 7 Magnesium phosphoricum D6, Nr. 5 Kalium phosphoricum D6, Nr. 2 Calcium phosphoricum D6.
- 13 bis 15 Uhr: Dünndarm (Schleimhäute, Verdauung, Stuhlgang) – Nr. 4 Kalium chloratum D6, Nr. 9 Natrium phosphoricum D6, Nr. 10 Natrium sulfuricum D6.
- 15 bis 17 Uhr: Blase (Ausscheidung, Schleimhäute, Entzündung, Schwäche) – Nr. 4 Kalium chloratum D6, Nr. 9 Natrium phosphoricum D6 und/oder Nr. 3 Ferrum phosphoricum D12, Nr. 7 Magnesium phosphoricum D6.
- 17 bis 19 Uhr: Nieren (Nierengewebe, Schleimhäute, Ausscheidung) – Nr. 4 Kalium chloratum D6, Nr. 10 Natrium sulfuricum D6, Nr. 8 Natrium chloratum D6/D12.
- 19 bis 21 Uhr: Kreislauf (Anregung, Regulierung) – Nr. 3 Ferrum phosphoricum D12, Nr. 7 Magnesium phosphoricum D6, Nr. 8 Natrium chloratum D6.
- 21 bis 23 Uhr: Hormonhaushalt (Schilddrüse, Bauchspeicheldrüse, Hirnanhangsdrüse – Anregung, Beruhigung, Regulierung) – Nr. 8 Natrium chloratum D6; weitere Salze: Nr. 21 Zincum chloratum D6, Nr. 22 Calcium carbonicum D6; Schilddrüse – Kalium jodatum D6; Nebennieren – Cuprum arsenicosum D6.
- 23 bis 1 Uhr: Gallenblase (Anregung Gallenfluss) – Nr. 10 Natrium sulfuricum D6.

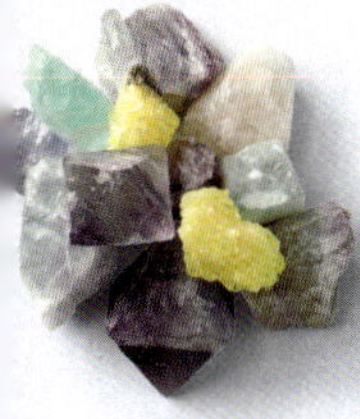

MINERALSALZE IM KÖRPER

	Kalzium	Chlorid	Eisen	Fluorid	Kalium	Magnesium	Phosphat	Silizium	Sulfat	Natrium
Arterien								•		
Augen	•							•		
Bänder				•				•	•	
Bindegewebe								•	•	
Blut	•	•	•	•	•	•	•	•	•	•
Darmtrakt	•			•	•	•				
Erythrozyten	•	•	•	•	•	•	•		•	•
Fettgewebe					•					
Gehirn	•			•	•	•	•			•
Geschlechtsorgane	•			•	•	•				•
Haare				•		•		•	•	
Haut	•		•	•	•	•		•	•	•
Herz	•				•	•				•
Körperflüssigkeiten	•	•	•	•	•	•	•	•		•
Knochen	•		•	•	•	•	•	•		•
Knochenmark			•							
Knorpel								•	•	•
Leber	•		•		•	•	•		•	•
Lunge	•				•	•		•		•
Lymphe		•					•		•	
Magen		•			•					
Milz	•		•			•				
Muskulatur	•		•	•	•	•	•	•	•	•
Nägel	•		•	•	•	•		•	•	
Nebennieren	•				•	•				
Nerven	•	•			•	•	•			
Nieren	•				•			•		•
Pankreas	•				•	•		•	•	•
Schilddrüse	•					•				
Schleimhäute	•		•		•				•	
Sehnen				•		•		•	•	
Thymusdrüse				•				•		
Venen	•		•	•	•	•	•			
Zähne	•			•		•	•	•		

OFT GEFRAGT

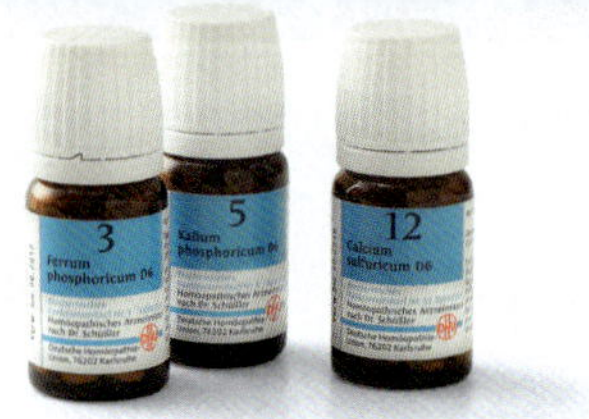

WICHTIGE FRAGEN ZU DEN SCHÜSSLER-SALZEN

Die folgenden Fragen stellen Patienten erfahrungsgemäß häufig – sich selbst und/oder dem behandelnden Arzt beziehungsweise Heilpraktiker. Die Antworten geben Ihnen grundlegende Informationen zur Anwendung der Schüßler-Salze.

Wo liegen die Grenzen der Biochemie?

Akute und heftige Beschwerden, die lebensbedrohend oder gefährlich sind, gehören in die Notfallmedizin. Alle anderen Krankheiten können, wenn nicht ausschließlich, so doch unterstützend mit den Salzen behandelt werden. Lassen Sie das Krankheitsbild jedoch immer erst von einem Arzt oder Heilpraktiker genau diagnostizieren und versichern Sie sich, dass eine ausschließliche oder zusätzliche Behandlung mit den Schüßler-Salzen angebracht ist.

Kommt es zu Erstverschlimmerungen wie in der Homöopathie?

Ab und zu berichten Patienten von Reaktionen nach Einnahme der Salze. Bei gezieltem Nachfragen stellt sich meistens heraus, dass andere Medikamente, Unpässlichkeiten, Wettereinflüsse oder Stressbelastung die Symptome hervorgerufen haben, die den Salzen zugeschrieben werden. Schüßler selbst hat keine Erstverschlimmerung bei Anwendung der Regelpotenzen beobachtet und beschrieben.

Wodurch entstehen Salzmängel in der Zelle?

Salzmängel in der Zelle entstehen durch krankhafte Reize wie Verletzung, einseitige Kost, Bewegungs-, Sauerstoff- und Wassermangel, Umweltbelastung, Elektrosmog, Stress oder durch Bakterien/Viren. Krankheitsreize versetzen die Zelle in eine Regulationsstarre, die die Salze beheben und so Heilprozesse in Gang setzen können.

Wäre es nicht sinnvoll, alle 12 Salze gleichzeitig einzunehmen?

Dr. Schüßler hat seine Salze für spezifische Störungen im Körper entwickelt und auch so verordnet. Eine Kombination von allen 12 Salzen schadet dem Körper zwar nicht und manche Anwender schwören darauf als allgemeine Stärkungskur, sie entspricht aber nicht dem therapeutisch korrekten und beabsichtigten Vorgehen des Begründers.

Wie finde ich einen Therapeuten, der sich mit Schüßler-Salzen auskennt?

Am einfachsten ist: Fragen Sie Ihren Arzt oder Ihren Heilpraktiker nach einem biochemisch arbeitenden Therapeuten. In der

Mehrzahl sind es Heilpraktiker, die nach Schüßlers Lehre behandeln und auch die Signaturen-Diagnostik praktizieren. Viele von ihnen sind Mitglied im Arbeitskreis für praktische Biochemie, der regelmäßig zu Fortbildungen einlädt. Darüber hinaus gibt es verschiedene Adressenverzeichnisse von Heilpraktikern mit Angabe der von ihnen praktizierten Therapien. Auch der Biochemische Bund Deutschlands e. V., die Dachorganisation der Biochemischen Vereine, kann darüber Auskunft geben. Sie können sich auch direkt an einen Biochemischen Gesundheitsverein wenden (Adressen, die weiterhelfen, ▸ **siehe Seite 123**) – seine Mitglieder haben meist Kontakte zu biochemisch arbeitenden Therapeuten. Außerdem bieten die Vereine regelmäßig Vorträge und Seminare an, in denen Sie Ihr Wissen über das Schüßler'sche Heilverfahren erweitern können.

Habe ich das richtige Mittel?

- Hat sich bei akuten Erkrankungen innerhalb von ein bis drei Tagen der Zustand nicht gebessert, müssen Sie das ausgewählte Mittel überprüfen und gegebenenfalls ein neues Mittel wählen.
- Verlieren Sie bei chronischen Krankheiten nicht die Geduld; hier kann es Monate dauern, bis die Salze ansprechen.
- Manche Menschen reagieren relativ rasch auf die Salze, bei anderen kann es unter Umständen einige Monate dauern, bis der Heileffekt einsetzt.

Gibt es unliebsame Nebenwirkungen?

Wenn Sie die Dosierungsempfehlungen einhalten, treten weder bei Säuglingen und Kleinkindern noch bei Erwachsenen unerwünschte Begleiterscheinungen auf. Beachten Sie aber bitte:

- Bei Überdosierung – 100 und mehr Tabletten an einem Tag – kann sich eine abführende Wirkung einstellen.
- Bei mehrmaligem Trinken der »Heißen Sieben« ▸ **siehe Seite 19** innerhalb einer Stunde können bei magenempfindlichen Menschen Symptome wie Magenbrennen, Magendruck oder Sodbrennen auftreten. Bei bekannter Überempfindlichkeit sollte auf die »Heiße Sieben« verzichtet werden.

Vertragen sich Schüßler-Salze mit anderen Medikamenten?

Gegen die gleichzeitige Einnahme von Schüßler-Salzen und anderen vom Arzt oder Heilpraktiker verordneten Medikamenten spricht nichts – Sie sollten aber Ihren Therapeuten über die Einnahme informieren. Auch die gleichzeitige Anwendung anderer Heilverfahren beeinträchtigt die Wirkung der biochemischen Behandlung nicht.

Wie lange halten sich die Tabletten und Salben?

Tabletten und Salben sind bis zum auf der Packung angegebenen Verfallsdatum haltbar. Werden die Tabletten trocken gelagert, sind sie danach noch genauso wirksam.

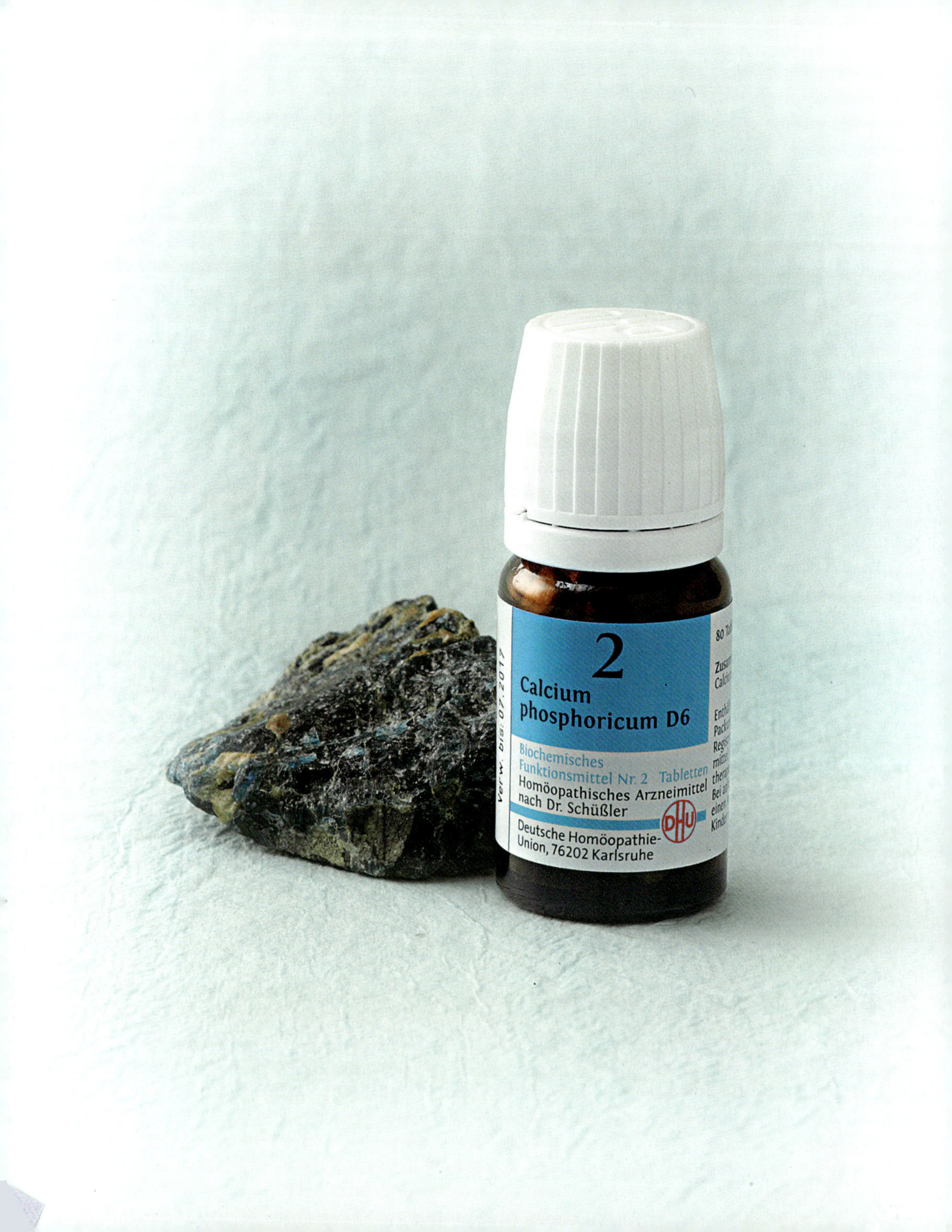
2
Calcium phosphoricum D6
Biochemisches Funktionsmittel Nr. 2 Tabletten
Homöopathisches Arzneimittel nach Dr. Schüßler
Deutsche Homöopathie-Union, 76202 Karlsruhe
DHU
Verw. bis: 07.2017

DIE HEILSALZE UND IHRE SALBEN

HIER FINDEN SIE DIE SCHÜSSLER-SALZE MIT IHREN WIRKWEISEN AUFGELISTET UND ERFAHREN, WELCHES MINERALSALZ IHNEN WANN HELFEN KANN.

Nr. 1 Calcium fluoratum D12 .... **39**

Nr. 2 Calcium phosphoricum D6 .... **40**

Nr. 3 Ferrum phosphoricum D12 .... **42**

Nr. 4 Kalium chloratum D6 .... **44**

Nr. 5 Kalium phosphoricum D6 .... **45**

Nr. 6 Kalium sulfuricum D6 .... **46**

Nr. 7 Magnesium phosphoricum D6 .... **48**

Nr. 8 Natrium chloratum D6 .... **50**

Nr. 9 Natrium phosphoricum D6 .... **52**

Nr. 10 Natrium sulfuricum D6 .... **53**

Nr. 11 Silicea D12 .... **54**

Nr. 12 Calcium sulfuricum D6 .... **57**

Biochemische Ergänzungsmittel – 12 weitere Salze **58**

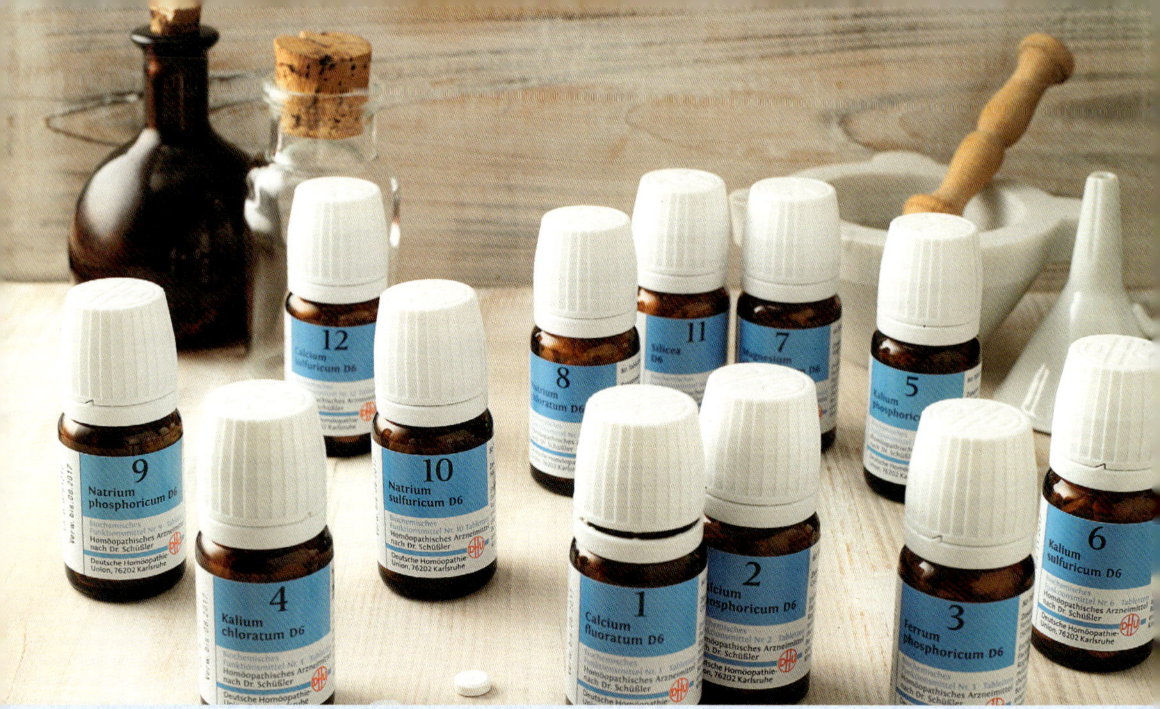

DIE 12 SCHÜSSLER-SALZE

In den Beschreibungen der Salze erläutere ich Ihnen zum einen die Funktion des von Natur aus im Körper vorhandenen Mineralsalzes und beschreibe zum anderen das biochemische Mittel mit seinen Wirkungen. Die Überschriften auf den folgenden Seiten nennen immer den lateinischen Namen des Mittels und (in Klammern) die deutsche Bezeichnung.
Sie erhalten die Schüßler-Salze in jeder Apotheke unter Angabe des Mittelnamens, der Potenz und der Nummer. Korrekt ausgedrückt bestellen Sie zum Beispiel »Schüßler-Salz Nr. 1 Calcium fluoratum D12« und bei den Salben beispielsweise »Biochemische Salbe Nr. 1 Calcium fluoratum«.
Halten Sie sich beim Kauf – wie von mir empfohlen – an die Vorgaben Dr. Schüßlers. Er hat in vielen Untersuchungen bei der Mehrzahl der Fälle die sechste Dezimalpotenz (D6) als Regelpotenz (die am besten

geeignete) verordnet. Nur die Salze Nr. 1 Calcium fluoratum, Nr. 3 Ferrum phosphoricum und Nr. 11 Silicea werden in der zwölften Dezimalpotenz (D12) eingesetzt. Die Salze gibt es als Tabletten in Packungsgrößen zu 80, 200, 420 und 1000 Stück. Den Salben (Tuben zu 50 Gramm) dient als Salbengrundstoff dickflüssiges Paraffin oder Vaseline. Der Grundstoff spielt jedoch für die Wirksamkeit keine Rolle.
In manchen Fällen, hauptsächlich bei der Behandlung von Säuglingen und bei Hauterkrankungen, werden ausschließlich Salben verwendet. Dann finden Sie in der Beschreibung die Anmerkung: »Sie hilft: ...«. Wenn – wie meist – die Salben zur Unterstützung einer Behandlung zusammen mit den Tabletten eingesetzt werden, wurde dies bei »Unterstützt das Salz« vermerkt.

INFO

SIGNALE DEUTEN

Wer Signaturen im Gesicht und am restlichen Körper zu lesen versteht, blickt gleichsam »hinter die Kulissen« – und weiß sofort, welcher Salzmangel einer Störung zugrunde liegt. Damit erhält er den Hinweis auf passende Schüßler-Salze. Gezieltes »Sehenlernen« ist nur im Alltag durch aufmerksames Beobachten zu schulen.

Nr. 1 Calcium fluoratum D12 (Kalziumfluorid)

Kalziumfluorid wirkt unterstützend beim Aufbau von Knochen, Sehnen, Bändern, Zähnen und Nägeln, wo es für Festigkeit und Härte sorgt. So schützt es beispielsweise auch vor Karies.
Nr. 1 Calcium fluoratum wird oft als Weich- und Hartmacher bezeichnet, weil es verhärtetes Gewebe (zum Beispiel Narbengewebe) erweichen und erschlafftes Gewebe (zum Beispiel Krampfadern) festigen kann. Dieses Salz reguliert also die Spannungsverhältnisse von Geweben, bis der Normalzustand wiederhergestellt ist. Das Mittel glättet Hautfalten und Narben, macht Knochen, Sehnen, Bänder, Fuß- und Fingernägel wieder stabil und schützt vor Karies. Schüßler schreibt, dass Nr. 1 Calcium fluoratum auch immer dann hilft, wenn zu viel Hornstoff (etwa bei übermäßiger Hornhautbildung) aus dem Gewebe austritt.

Hier hilft Nr. 1 Calcium fluoratum

- Bei Falten, Schwangerschaftsstreifen, Hämorrhoiden, Besenreisern und Krampfadern; bei Karies und aufweichendem Zahnschmelz; bei Organsenkungen; bei unschön gewachsenen Finger- und Fußnägeln sowie Pilzbefall der Nägel; bei zu viel Hornhaut; bei Schuppenflechte; bei verhärteten Aknepusteln, harten Warzen, unschönen Narben; bei Hautrissen,

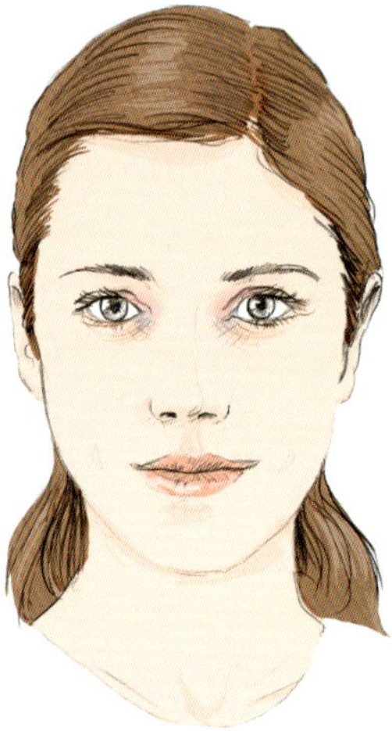

Falten am Auge innen kennzeichnen den Calcium-fluoratum-Typ.

Hautschrunden und Mundwinkeleinrissen (Rhagaden); bei Hammerzehen oder Überbein.

- Unterstützend hilft es bei Knochenerweichung (Osteomalazie) und Knochenschwund (Osteoporose).

Salbe Nr. 1 Calcium fluoratum

- **Sie hilft:** bei Analekzemen; Überbein; Verhärtung der Brustdrüsen nach einer Entzündung; Wachstumsstörungen der Nägel; Nagelpilzen; Hornhautbildung; harten Warzen; Hautrissen und Schrunden; Falten; Schwangerschaftsstreifen; Hautpilz; glättet Narbengewebe. Die Salbe Nr. 1 Calcium fluoratum ist auch als Lotion für großflächiges Auftragen erhältlich.
- **Unterstützt das Salz:** bei Schuppenflechte, Besenreiser-Venen.

Modalitäten

Von Schüßler keine überliefert.

Signaturen-Diagnostik

- **Allgemein:** Hängebauch durch erschlaffte Bauchdecke, erhärtete Warzen, Nagelpilze, unschön gewachsene Finger- und Fußnägel, Besenreiser-Venen, erweiterte Venen (Krampfadern), verdickte Hornhaut, kariöse Zähne, Knochenauswüchse (Überbein), Neigung zu Senk- und Plattfüßen.
- **Antlitz:** Quer- und Längsfältchen (sehen aus wie Würfel, deshalb auch Würfelfalten genannt) am inneren Augenwinkel auf bläulich rotem Grund; Fächerfalten an den Augenlidern; die Gesichtshaut ist hart und verfestigt (sie sieht aus wie gegerbt durch Wind- und Wettereinflüsse).
- **Zunge:** rissig.

Nr. 2 Calcium phosphoricum D6 (Kalziumphosphat)

Kalziumphosphat ist maßgeblich am Knochenaufbau (Mineralisation) beteiligt; allgemein unterstützt es das Knochenwachstum, so auch die beschleunigte Heilung von Brüchen. Es ist beteiligt am Aufbau der Zähne und macht die Außenhaut (Zellmembran) jeder Zelle für den Stoffaustausch durchlässiger. Auch bei der Blutgerinnung wirkt Kal-

ziumphosphat mit und kann eine erhöhte Blutungsneigung (etwa bei häufigem Nasenbluten) verringern. Dieser Mineralstoff ist bedeutsam für die Muskelbewegung und die Neubildung von Zellen. Außerdem fördert er den Lymphfluss und wirkt allgemein kräftigend auf Körper und Nerven.
Diese Eigenschaften decken sich mit den Wirkeigenschaften des Schüßler-Salzes Calcium phosphoricum.

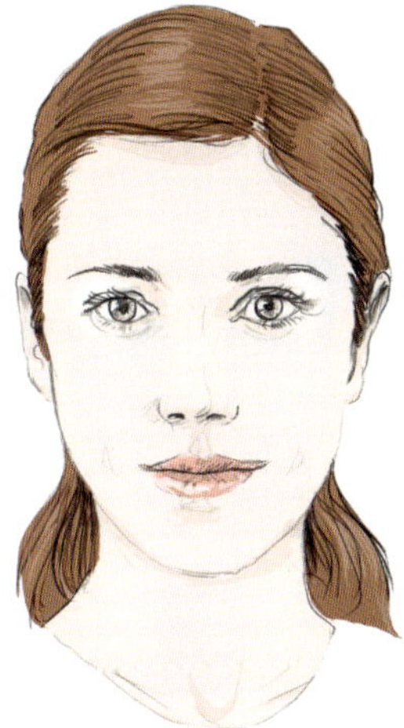

Calcium phosphoricum hat ein blasses »Wachspuppen«-Gesicht.

Hier hilft Nr. 2 Calcium phosphoricum

- Nach Knochenbrüchen; bei Wachstumsschmerzen sowie verzögerter Knochenbildung; bei körperlicher Schwäche, zum Beispiel nach schweren Krankheiten, bei Kindern auch bei Schwäche ohne Erkrankung; bei erschwerter Zahnbildung, bei Schmerzen und Krämpfen beim Zahnungsprozess der Säuglinge; bei Muskelkrämpfen, Kribbeln und Taubheitsgefühl in Armen und Beinen; bei Nervosität, Neigung zum Nasenbluten, Hautjucken im Alter, Menstruationsbeschwerden bei blassen Frauen.
- Unterstützend bei Osteoporose (Knochenschwund) im Alter.

Salbe Nr. 2 Calcium phosphoricum

- **Sie hilft:** Kindern und Jugendlichen bei Schmerzen während des Wachstums (vor allem von Ober- und Unterschenkelknochen); bei stark juckender Haut im Alter; bei verhärteten Hautnarben; bei Ekzemen (Hautausschlägen) mit weißlich gelben Krusten; bei Bläschenausschlägen mit wasserhellem Inhalt.
- **Unterstützt das Salz:** bei Rückenschmerzen (vorwiegend bei der Behandlung von Kindern) und Knochenbrüchen.

Modalitäten

- Verschlimmerung: Schmerzen verschlimmern sich nachts oder in Ruhe.
- Besserung: keine Modalität bekannt.

Signaturen-Diagnostik

- Bei Kindern und Jugendlichen: magere und schlecht ernährte Kinder; schlanker und zartgliedriger Körperbau; gelegentlich leichte X-Bein-Stellung; auch übermäßig hoher und sehr dünner Wuchs.

- Bei Kindern und Erwachsenen: wenn sie einen ständig erschöpften Eindruck machen; Neigung zu Verkrümmungen der Wirbelsäule und der Beine – deutlich erkennbare Haltungsschäden; Neigung zu kariösen Zähnen; schwach entwickelte Muskulatur (das ist daran zu erkennen, dass sich der Betroffene infolge von Schwäche häufig abstützen muss).
- **Antlitz:** sogenanntes »Wachsgesicht« – das Antlitz wirkt wie das einer Wachspuppe: käsig, blass, wachsgelbe Ohren. Dieses blässliche Antlitz sieht man häufig nach erschöpfenden Krankheiten.
- **Zunge:** manchmal pelzig und dick weiß belegt.

Nr. 3 Ferrum phosphoricum D12 (Eisenphosphat)

Eisen wird benötigt, damit der eingeatmete Sauerstoff vom Blut aufgenommen werden kann – erst dadurch wird die Bindung der Sauerstoffmoleküle an die roten Blutkörperchen ermöglicht. Je mehr Sauerstoff in die Zellen gelangt, desto mehr Nährstoffe können dort verbrannt werden und umso mehr Energie kann freigesetzt werden (Gedächtnis und Konzentration verbessern sich, kalte Hände oder kalte Füße werden wieder warm). Eisenphosphat ist an dem Prozess der Energiegewinnung in den Zellen beteiligt und hilft bestimmten Eiweißen (Myoglobin) im Muskel, Sauerstoff aufzunehmen, zu verarbeiten und bei Bedarf wieder abzugeben. Nr. 3 Ferrum phosphoricum beeinflusst außerdem die Spannung (den Tonus) von Blutgefäßen und sorgt damit für eine Regulierung der Durchblutung im gesamten Körper.
Das Salz hilft dem Körper zudem, das Eisen aus der Nahrung besser aufzunehmen und es im Organismus dorthin zu bringen, wo es benötigt wird (so wird es zum Beispiel bei einer Erkältung in die Milz transportiert, wo die Fresszellen, die sogenannten Phagozyten, gebildet werden; diese zerstören die eingedrungenen Krankheitserreger). Nr. 3 Ferrum phosphoricum fördert auch die Ausscheidung von bakteriellen Giftstoffen (Toxinen).

Hier hilft Nr. 3 Ferrum phosphoricum

- Bei Störungen im Eisenstoffwechsel; Abwehrschwäche (wenn Sie häufig erkältet sind); bei leichten Verletzungen (äußerlich und innerlich); bei Verbrennungen ersten Grades (zum Beispiel Sonnenbrand); bei Konzentrationsstörungen und Gedächtnisschwäche; bei Durchblutungsstörungen mit kalten Händen und kalten Füßen; bei Muskelkater; bei Wachstumsstörungen von Haut, Haaren und Nägeln; bei Schnupfen; bei Husten; bei beginnender Mandelentzündung, auch mit Fieber.
- Unterstützend bei Durchfall und Magenschleimhautentzündung.

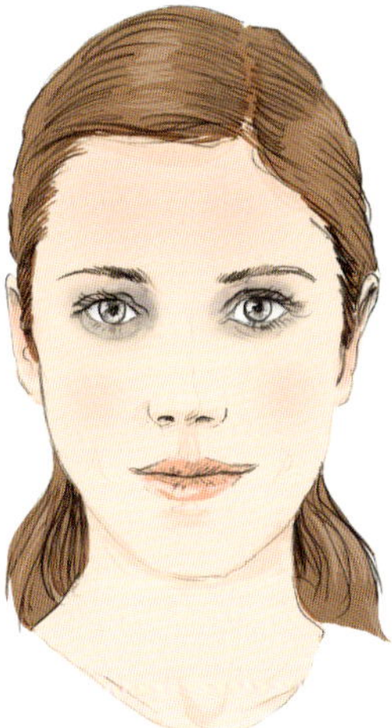

Der Ferrum-phosphoricum-Typ hat dunkel umrahmte Augen.

Salbe Nr. 3 Ferrum phosphoricum

- **Sie hilft:** bei Wunden, Schürf- und Schnittverletzungen; bei Quetschungen und Verstauchungen; bei harmlosen Insektenstichen.
- **Unterstützt das Salz:** bei Sonnenbrand, Verbrennungen ersten Grades (leichte Verbrennungen ohne Blasenbildung); entzündlichen Hautausschlägen mit Fieber; Sehnenscheidenentzündungen im Anfangsstadium. Die Salbe sollte bei Knochenbrüchen sofort und als erstes Mittel aufgetragen werden, da sie möglichen zusätzlichen Verletzungen der Weichteile entgegenwirkt – erst dann folgt Salbe Nr. 2 Calcium phosphoricum für den konkreten Aufbau und damit das Zusammenwachsen der Knochen.

Modalitäten

- Verschlimmerung: Schmerzen verschlimmern sich bei Bewegung; Zahnschmerzen beim Genuss warmer Speisen.
- Besserung: Schmerz (auch Zahnweh) bessert sich bei Kälte.

Signaturen-Diagnostik

- **Allgemein:** erweiterte und prall gefüllte Beinvenen (Besenreiservenen, Krampfadern). Bei starkem Eisenmangel: Haut wirkt welk, Haare struppig, Längs- und Querrillen der Fingernägel; Schwitzen.
- **Antlitz:** Gesichtsröte bei beginnender oder bevorstehender Erkältung (ähnlich einer Fieberröte), vor allem betroffen: Ohren, Wangen, Stirn; wirkt »hohläugig« mit bläulich schwarzer Verfärbung am inneren Augenwinkel (oft Frühzeichen bei Erkältungen, tritt vor Sichtbarwerden der Röte auf); Augenlider zeigen dunkle Schatten.
- **Zunge:** rein, spiegelglatt; manchmal leicht rötlich verfärbt; bei Fieber trocken.

INFO

WIRKSAMES EISENPHOSPHAT

Nr. 3 Ferrum phosphoricum sorgt dafür, dass Sauerstoff sich besser mit den roten Blutkörperchen verbinden kann. Dadurch regeneriert sich das Gewebe schneller.

Nr. 4 Kalium chloratum D6 (Kaliumchlorid)

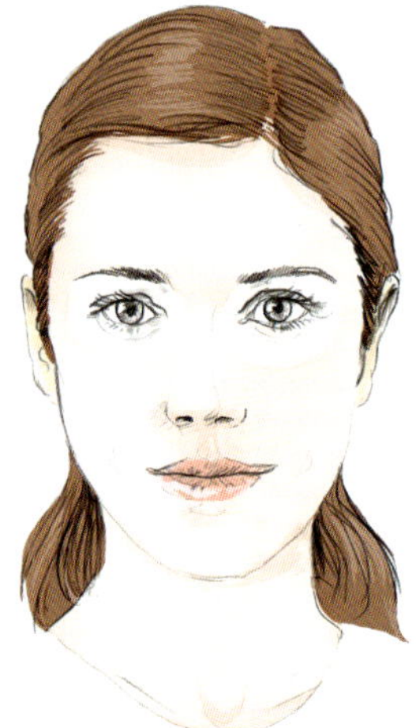

Bei Kalium chloratum wirkt das Gesicht wie mit Milch bestrichen.

Kaliumchlorid reguliert – wie Nr. 8 Natrium chloratum – den Flüssigkeitshaushalt und da besonders die Wasserausscheidungen im Körper; außerdem sorgt es für das Funktionieren der Muskeln und Nerven, unterstützt und beeinflusst den Zucker- und Eiweißstoffwechsel und die Steuerung des Herzrhythmus sowie der Magen- und Darmtätigkeit.
Nr. 4 Kalium chloratum hilft besonders gut bei Verletzungen und Entzündungen von Haut und Schleimhäuten, wenn die Wundheilung bereits eingesetzt hat. Außerdem reguliert es ganz allgemein den Kaliumhaushalt im Körper.

Hier hilft Nr. 4 Kalium chloratum

- Bei Bronchitis, Stockschnupfen; bei Hautausschlägen (Ekzemen) mit weißem, mehlartigem Belag; bei Entzündungen der Magen- und Darmschleimhaut, der Augenbindehaut, der Schleimbeutel, Gelenke sowie allen Entzündungen mit Fieber; bei Erkältungen, Verletzungen und Entzündungen als zweites Mittel nach Ferrum phosphoricum.
- Zur Unterstützung der ärztlichen Behandlung bei Verbrennungen ersten und zweiten Grades, Sehnenscheidenentzündung, Gürtelrose, Wundrose (Erysipel).

INFO

REINIGENDER EFFEKT

Das Mittel löst die weißlichen Ablagerungen auf den Schleimhäuten, die sich beispielsweise bei Infektionskrankheiten an Mund- und Rachenschleimhaut bilden können.

Salbe Nr. 4 Kalium chloratum

- **Sie hilft:** bei Hühneraugen, Warzen an den Händen, »wildem Fleisch« (entartetem Narbengewebe bei der Wundheilung).
- **Unterstützt das Salz:** bei chronischer Sehnenscheidenentzündung, wenn die Salbe

Nr. 3 Ferrum phosphoricum versagt; Entzündungen der Gelenke und Schleimbeutel; Verbrennungen (Folgemittel nach Salbe Nr. 3, falls der Heilprozess stagniert); Wunden mit weißlich grauer Wundfläche; Hautausschlägen mit mehlartigem Belag; Bläschenausschlägen mit dickem Inhalt; Hautausschlägen nach Impfungen.

Modalitäten

- Verschlimmerung: Schmerzen verschlimmern sich bei Bewegung (das Mittel hilft immer dann, wenn die Wirkung von Ferrum phosphoricum nicht ausreicht).
- Besserung: Keine Modalität bekannt.

Signaturen-Diagnostik

- **Allgemein:** Bei Erkältungen ist ein Auswurf von weißgrauem, dickem Schleim möglich.
- **Antlitz:** Der Gesamteindruck des Gesichts wirkt milchig bläulich (wie mit Milch eingestrichen, das Gesicht erinnert an eine Alabasterstatue. Die oberen und unteren Augenlider erscheinen milchig, sie sind teilweise bläulich rot verfärbt.
- **Zunge:** weiß, auch dick weiß belegt.

Nr. 5 Kalium phosphoricum D6 (Kaliumphosphat)

Kalium ermöglicht Nerven und Muskeln erst ihre Tätigkeit und sorgt für ihr aufeinander abgestimmtes Funktionieren im Körper. Ist die Verteilung der Kalium- und Phosphat-Ionen im Körper gestört, kommt es zu Muskel- und Nervenschwäche, Muskelschmerzen oder gar Muskellähmungen. Phosphat ist an der Energiegewinnung in den Zellen beteiligt und hilft bestimmten Eiweißen (Myoglobin) im Muskel, Sauerstoff aufzunehmen und bei Bedarf wieder abzugeben.

Nr. 5 Kalium phosphoricum ist das Nervensalz der Biochemie. Es wirkt stabilisierend auf Nerven, Psyche, Geist und Körper, indem es die Verteilung der Kalium-Ionen im Körper reguliert. Es verhütet darüber hinaus den Zerfall von Zellgewebe und gilt als Nährsalz für Muskel- und Nervengewebe.

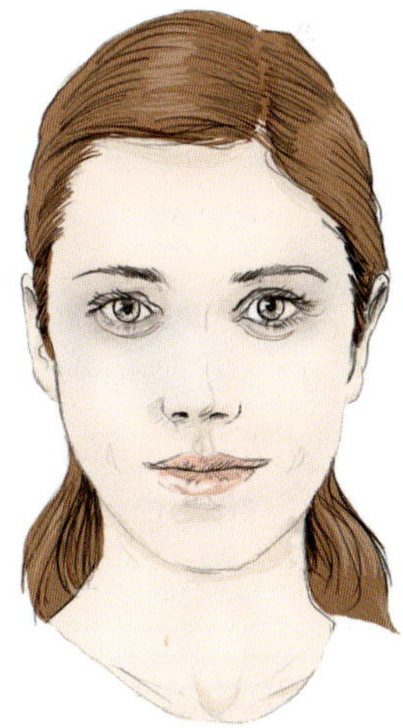

Gesicht und Lider sehen bei Kalium phosphoricum aschgrau aus.

Hier hilft Nr. 5 Kalium phosphoricum

- Bei körperlicher, geistiger und seelischer Erschöpfung; bei Schwächezuständen (etwa nach Belastungen wie Prüfungen); bei nervöser Schlaflosigkeit; bei Antriebslosigkeit; bei Niedergeschlagenheit; bei Krämpfen; bei kreisrundem Haarausfall; auch bei Hyperaktivität von Kindern.
- Unterstützend bei Depression, Herz- und Muskelschwäche, Lähmungen.

Salbe Nr. 5 Kalium phosphoricum

- **Sie hilft:** bei Windeldermatitis (wunder Po bei Säuglingen), wenn die Wunde übel riecht.
- **Unterstützt das Salz:** bei kreisrundem Haarausfall; Lähmungserscheinungen; Nesselsucht (Urticaria); Hautausschlägen mit Bläschen, deren Inhalt übel riecht, oder mit ebenfalls übel riechenden Krusten.
- **Unterstützt die ärztliche Behandlung:** bei Hautinfektionen wie Wundrose (Erysipel) als Salbenumschlag.

Modalitäten

- Verschlimmerung: Schmerzen verschlimmern sich durch körperliche Anstrengung.
- Besserung: Die Gliederschmerzen bessern sich durch leichte Bewegung.

Signaturen-Diagnostik

- **Allgemein:** Der Patient wirkt erschöpft, ist niedergeschlagen und müde; bei starkem Mangel kann auch ein kreisrunder Haarausfall bestehen.
- **Antlitz:** wirkt aschgrau; schmutzige Färbung der Haut. Die unteren Augenlider sind aschgrau, fahl und blass; die Augenregion sieht schmutzig-fahl aus, auch Mund- und Kinnpartie können aschgrau wirken; die Schläfen sind eingefallen.
- **Zunge:** gelbbraun belegt, senffarben, auch mit unangenehmem, nach Fäulnis riechendem Mundgeruch; Mundhöhle und Zunge sind oft trocken.

Nr. 6 Kalium sulfuricum D6 (Kaliumsulfat)

Kaliumsulfat kommt in Haut, Knochen, Muskulatur und Nägeln vor und spielt bei der Verarbeitung von Eiweißen im Stoffwechsel eine Rolle. Der Schwefelanteil (Sulfat) hilft dem Körper, Cystein zu bilden, das in Haaren und Nägeln, im Knorpel und in der Haut benötigt wird. Sulfat ist auch an Entgiftungsprozessen maßgeblich beteiligt. Nr. 6 Kalium sulfuricum fördert zusammen mit dem Mittel Nr. 3 Ferrum phosphoricum alle Vorgänge, die nötig sind für die Aufnahme des Sauerstoffs aus der Luft und seinen Transport von der Lunge zu den Zellen. Es unterstützt die Bildung von Hautzellen, Haaren und Nägeln, was bei Verletzungen oder Hautausschlägen von Bedeutung ist. Darüber hinaus steigert es die Leistungsfähigkeit der Leber (Entgiftung des Körpers).

Nr. 6 Kalium sulfuricum ist bei Entzündungen und Erkältungen das Folgemittel nach Nr. 4 Kalium chloratum.

Hier hilft Nr. 6 Kalium sulfuricum

- Basismittel bei allen Haut- und Lebererkrankungen; bei Belastung der Leber durch Gifte; bei allen Schleimhautentzündungen (wie in Rachen, Bindehaut, Magen, Darm), hauptsächlich bei chronisch-schleichendem Verlauf; bei chronischem Schnupfen; bei Störungen des Haar- und Nagelwachstums; bei wandernden rheumatischen Schmerzen.
- Unterstützt die ärztliche Behandlung bei schweren Formen der genannten Erkrankungen sowie bei Schuppenflechte, Melancholie und Ängstlichkeit.

Salbe Nr. 6 Kalium sulfuricum

- **Sie hilft:** bei Wachstumsstörungen von Finger- und Fußnägeln; als Nasensalbe bei hartnäckigem chronischem Schnupfen.
- **Unterstützt das Salz:** bei chronischen Hauterkrankungen; schlecht heilenden Wunden; eitrigen Hautausschlägen; klebrigen Abschuppungen der Haut.
- **Unterstützt die ärztliche Behandlung:** bei schweren Hauterkrankungen wie Neurodermitis und Schuppenflechte.

Modalitäten

- Verschlimmerung: Schmerzen verschlimmern sich bei Aufenthalt in geschlossenen Räumen, in Wärme und gegen Abend.
- Besserung: Zahn-, Kopf- und Gliederschmerzen bessern sich im Freien und in kühler Luft.

MEIN PERSÖNLICHER TIPP

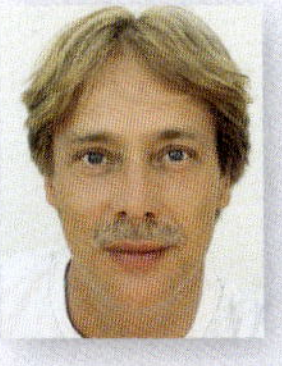

LEBERWICKEL

Unterstützen Sie die Funktion von Nr. 6 Kalium sulfuricum mit einem abendlichen Leberwickel. Dieser fördert die Durchblutung der Leber, die Sauerstoff- und Nährstoffaufnahme der Leberzellen und die Produktion von Gallensäuren. Das wiederum ist für eine bessere Verdauung wichtig. Außerdem fördert ein Leberwickel den wohltuenden Schlaf. Ideal ist es, wenn Sie den Leberwickel dreimal wöchentlich vor dem Schlafen anwenden. Und so wird's gemacht: Tragen Sie die Salbe Nr. 6 Kalium sulfuricum auf die Lebergegend auf. Tränken Sie ein Küchenhandtuch mit heißem Wasser und falten Sie es zweimal. Legen Sie es sich unter den rechten Rippenbogen bis etwas über die Körpermitte. Darüber legen Sie ein trockenes Tuch und darüber eine Wärmflasche. Belassen Sie den Wickel so lange auf der Stelle, wie er angenehm warm ist.

Signaturen-Diagnostik

- **Allgemein:** Die Haut wirkt gelblich; gelbliche Absonderungen oder Ausfluss, beispielsweise Schleim bei hartnäckigem Schnupfen, sind möglich; Leberflecken, Altersflecken und Sommersprossen sind ein Indiz, wenn sie plötzlich sehr zahlreich erscheinen.
- **Antlitz:** Die Haut ist bräunlich gelb verfärbt, mit bräunlichen Flecken; die Augenlider scheinen bräunlich oder gelblich; auch um Mund, Nasenflügel und Stirn können gelbliche bis bräunliche Verfärbungen aufkommen.
- **Zunge:** gelbliches Aussehen, schleimig belegt.

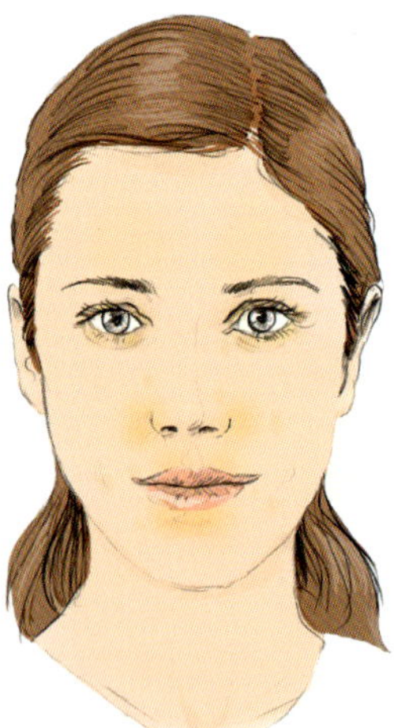

Gelb-bräunlich verfärbte Haut kennzeichnet den Kalium-sulfuricum-Typ.

Nr. 7 Magnesium phosphoricum D6 (Magnesiumphosphat)

Magnesiumphosphat ist am Aufbau der Knochen, Muskulatur und Nerven beteiligt. Magnesium hat die Eigenschaft, Nervenimpulse, die zur Muskulatur gehen, zu dämpfen. So werden beispielsweise Krämpfe und Koliken der Hohlorgane (Darm, Magen, Blase, Gallenblase) bei Magnesiumverteilungsstörungen stärker. Das Phosphat ist an allen Prozessen der Zellen beteiligt, bei denen Energie erzeugt wird.

Nr. 7 Magnesium phosphoricum ist das entkrampfende und schmerzstillende Mittel der Biochemie, da es – wie das Mineralsalz im Körper – die Aktivität von Nerven und Muskeln dämpft. Dies gilt sowohl für Muskeln, die unserem Willen unterliegen (wie etwa die Arm-, Bein- oder Kaumuskulatur), als auch für die Muskulatur, die nicht willentlich beeinflussbar ist (Magen- und Darmmuskulatur, Herzmuskel und sämtliche Gefäßmuskeln).

Hier hilft Nr. 7 Magnesium phosphoricum

- Bei Krampfhusten, Waden-, Bauch-, Perioden- und Gefäßkrämpfen (Migräne); bei Zahnungs- und Bauchkrämpfen von Kindern; bei Verkrampfungen der Atemmuskulatur (Asthma), Krampfwehen, Koliken, Muskelzuckungen, Einschlafstörungen, Überdrehtsein, Aufregung, Lampenfieber,

Prüfungsangst, nervlicher Unruhe; zudem wirkt es schmerzstillend bei rheumatischen Schmerzen.

- **Unterstützt die ärztliche Behandlung:** bei schweren Schmerzen und Krämpfen sowie Nieren- und Gallenkoliken.

Salbe Nr. 7 Magnesium phosphoricum

- **Sie hilft:** bei Hautjucken; leichten Krämpfen der Augenlider; bei Nervenentzündungen; Muskelverspannungen, etwa am Nacken; zum Einmassieren (leichte Bauchmassage); bei Kindern mit Bauchkrämpfen (zum Arzt!).
- **Unterstützt die Behandlung:** bei Schuppenflechte.

Modalitäten

- Verschlimmerung: Schmerzen (auch Zahnschmerzen) werden stärker durch Berührung.
- Besserung: Schmerzen bessern sich durch Druck oder Wärme, Bauchschmerzen zum Beispiel durch Druck mit der Hand auf den Bauch.

Signaturen-Diagnostik

- **Allgemein:** Patient neigt zu Muskelhartspann (Muskelerhärtung), etwa im Schulter-Nacken-Bereich, entweder nach Kälte- und Nässeeinfluss oder wegen einseitiger Körperhaltung (wie sitzender Tätigkeit, speziell auch bei der Arbeit am Computer); der Patient neigt auch zum Erröten, macht einen psychisch erregten Eindruck. Auch müde Augen und ein müder, erschöpfter Blick können auffällig sein. Der Patient wirkt generell angespannt, sowohl körperlich als auch psychisch.
- **Antlitz:** auffällige »Magnesiumröte« – es handelt sich um eine stark rosafarbene, unnatürlich wirkende Rötung der Wangen in Münzgröße links und rechts der Nasenflügel; Erröten bei Lampenfieber (typisch für einen Magnesium-phosphoricum-Mangel). Die Magnesia-Röte kommt oft schnell und kann ebenso schnell verschwinden.
- **Zunge:** rein.

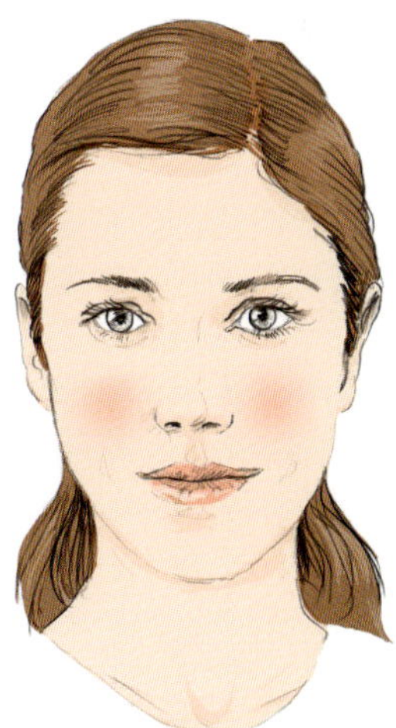

Bei Magnesium phosphoricum fällt eine stark rosafarbene Rötung der Wangen auf.

Nr. 8 Natrium chloratum D6 (Natriumchlorid)

Natriumchlorid wird für das allgemeine Funktionieren von Nerven und Muskeln benötigt, es unterstützt das Einwirken von Steuereiweißen (Enzymen) bei Stoffwechselreaktionen und koordiniert den Austausch von Stoffen innerhalb der Körperzellen.
Nr. 8 Natrium chloratum, das aus reinem Kochsalz hergestellt wird, reguliert den Wasserhaushalt im Körper. Es wirkt vor allem bei Störungen, die sich in Schwellungen (Ödemen), Trockenheit von Haut und Schleimhäuten sowie einer erhöhten Absonderung von Körperflüssigkeit (zum Beispiel Tränen oder Schweiß) zeigen. Demgemäß reguliert das Mittel den Flüssigkeitshaushalt der Körperzellen, ist für die Zellteilung (und damit für die Bildung neuer Zellen) sowie die Produktion von Magensäure bedeutsam.

Hier hilft Nr. 8 Natrium chloratum

- Bei trockener Haut und trockenen Schleimhäuten (an trockenen Augen erkennbar); bei wässrigem bis schleimigem Durchfall, Verstopfung, Magenkatarrh mit wässrig Erbrochenem; bei wässrigem Fließschnupfen (anhaltend oder plötzlich auftretend), plötzlichem Tränenfluss zum Beispiel bei

INFO

DAS AUSLEITUNGSSCHEMA BEI SCHWELLUNGEN

Kommt es zu Ödemen (Schwellungen), ist es in jedem Fall wichtig, von einem Arzt oder Heilpraktiker die Ursache abklären zu lassen. Funktionsstörungen des Herzens, der Nieren, Verletzungen und Venenschwäche können zu Ödemen führen. Sie können lokal, zum Beispiel an Augen oder Unterschenkeln oder an mehreren Körperstellen auftreten. Generell hilfreich bei Ödemen ist das Ausleitungsschema, das ich in den vergangenen Jahren entwickelt habe. Es ist auch unterstützend zu anderen Therapien sinnvoll.

- Morgens Nr. 8 Natrium chloratum D6;
- mittags Nr. 10 Natrium sulfuricum D6;
- abends Nr. 15 Kalium jodatum D6 – Ergänzungsmittel, ▸ **siehe Seite 58.**

Von den ersten beiden Salzen nehmen Sie jeweils täglich fünf bis zehn Tabletten, die Sie in heißem Wasser auflösen und schluckweise trinken (wie die »Heiße Sieben«, ▸ **siehe Seite 19**). Wichtig: Jeden Schluck gut einspeicheln. Von Kalium jodatum lutschen Sie drei Tabletten im Laufe des Abends. Ideal wäre es, diese Kur für vier Wochen durchzuführen.

Wind; bei Schwellungen (Ödemen) verschiedener Ursache, zum Beispiel durch Insektenstiche; bei Zahnschmerz mit Speichelfluss; bei Hautausschlag mit Bläschen wässrigen Inhalts (ähnlich wie bei Herpes); bei Depression mit Weinerlichkeit; bei allgemeiner Schwäche, Kräfteverfall; bei rheumatischen Beschwerden.
- Unterstützend zur ärztlichen Behandlung: bei häufigem Durchfall und Erbrechen.

Salbe Nr. 8 Natrium chloratum

- **Sie hilft:** bei Hautausschlägen mit Bläschen, deren Inhalt wasserhell ist (zum Beispiel Lippenbläschen); bei Hautblasen mit wasserhellem Inhalt (zum Beispiel Fußblasen vom Laufen oder Brandblasen); bei weißen abschilfernden Hautschuppen; bei Windeldermatitis der Säuglinge. Bei trockener Nase ist sie als Nasensalbe verwendbar.
- **Unterstützt die Behandlung:** bei Fließschnupfen, bei Gürtelrose (Herpes zoster), bei Folgen von Insektenstichen, bei Unterschenkelgeschwüren, bei trockener Haut, bei trockener Bindehaut der Augen.

Modalitäten

Von Schüßler keine überliefert.

Signaturen-Diagnostik

- **Allgemein:** tränende Augen bei Wind; trockene Haut, trockene Bindehäute. Der Patient wirkt aufgeschwemmt; Neigung zu Orangenhaut (Cellulite).

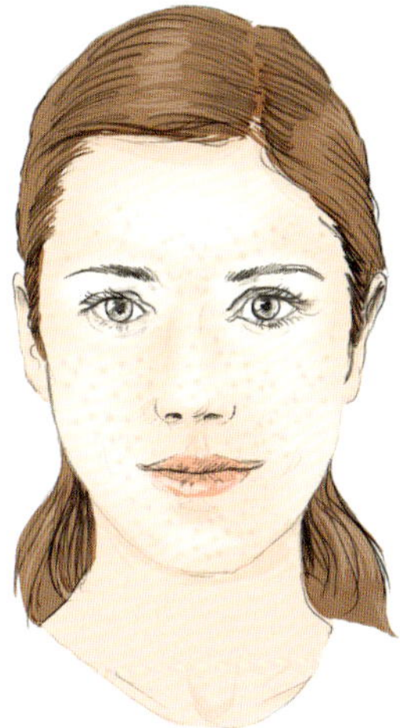

Den Natrium-chloratum-Typ erkennt man an der schmierig-glänzenden Haut, den wässrigen Augen und dem verschmierten unteren Lidrand.

- **Antlitz:** Die Haut wirkt wie Gelatine matt glänzend; Augen erscheinen wässrig; schmierige Lidstreifen (verschmierter unterer Lidrand, wirkt wie mit einer Fettschwarte abgerieben), das wird auffällig beim Blick nach oben; Tropfnase, Nase und Stirn glänzen feucht.
- **Zunge:** rein, mit sogenannten Schleimstraßen (diese sehen so aus, als ob eine Schnecke darübergekrochen wäre); gelegentlich ist kleinblasiger Speichelschleim zu sehen, bevorzugt an den Zungenrändern; feuchte Zunge, auch reichlich Speichel mit oft feuchter Aussprache; hin und wieder ist auch ein salziger Geschmack im Mund wahrzunehmen.

Nr. 9 Natrium phosphoricum D6 (Natriumphosphat)

Natriumphosphat wirkt mild abführend und steuert einer Übersäuerung im Körper entgegen. Seine Natrium- und Phosphat-Ionen spielen bei vielen Stoffwechselprozessen (Auf-, Ab- und Umbauvorgänge im Körper) eine wesentliche Rolle. Wenn die Verteilung dieser Ionen im Körper nicht stimmt, verändert sich beispielsweise der Harnsäurespiegel und es kann zu Gicht oder rheumatischen Gelenkerkrankungen kommen. Ein veränderter Fettstoffwechsel hat Verdauungsbeschwerden, vor allem nach fettreichen Mahlzeiten, zur Folge.
Bei jeder Muskelanstrengung wird Milchsäure gebildet, das ist als Muskelkater erkennbar. Der Grund: Natriumphosphat ist am Abbau der Milchsäure über den Stoffwechsel beteiligt und regt auch deren Ausscheidung an. Es hat auf alles Einfluss, was mit dem Säurehaushalt im Körper zu tun hat. Diese Eigenschaften entsprechen den Wirkeigenschaften des Mittels Nr. 9 Natrium phosphoricum.

Hier hilft Nr. 9 Natrium phosphoricum

Bei Verdauungsbeschwerden (Koliken, Blähungen) von Kleinkindern, bei Erwachsenen nach fettreichen Mahlzeiten; bei Störungen der Verdauung fettreicher Speisen (Bauchkrämpfe, Fettsucht), saurem Erbrechen, saurem Aufstoßen, Sodbrennen und allgemeiner Übersäuerung; bei Gichtbeschwerden an den kleinen Gelenken (etwa an den Zehen); bei sauer riechenden Durchfällen; bei Atembeschwerden wegen Asthma; bei stoffwechselbedingter Gesichtsakne.

Salbe Nr. 9 Natrium phosphoricum

- **Sie hilft:** bei Hühneraugen.
- **Unterstützt das Salz:** bei fettiger Haut mit vermehrter Talgabsonderung (Seborrhoe), Gesichtsakne, entzündeten Hautpusteln; bei Hautausschlägen mit Bläschen, deren Inhalt honiggelb ist; bei Ausschlägen mit honiggelben Krusten, rheumatischen Gelenk- und Muskelerkrankungen wie Gicht,

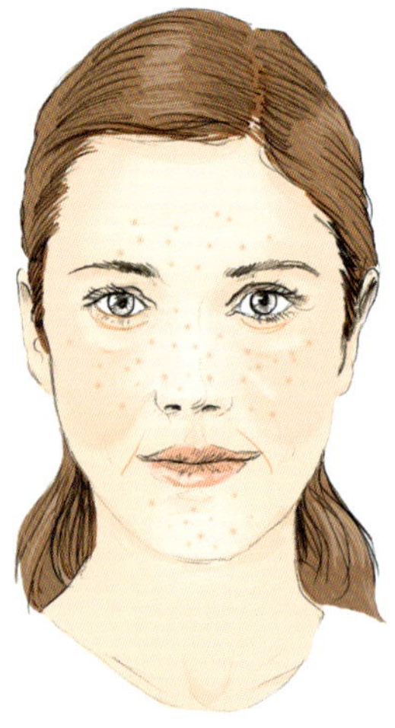

Bei Natrium phosphoricum ist das Hauptmerkmal eine fettige Haut.

bei Milchschorf, bei beginnender Brustdrüsenentzündung.

- **Empfehlenswert:** Verwendung als Nachtcreme bei den genannten Hautproblemen nach intensiver Hautreinigung oder einem Gesichtsdampfbad.

Modalitäten

Von Schüßler keine überliefert.

Signaturen-Diagnostik

- **Allgemein:** Die Haut ist fettig und unrein; fettiges Haar; fettige Ausschwitzungen; der Patient hat stets fettige Brillengläser. Achsel- und Halslymphknoten können (weich) geschwollen sein; »Seifenstuhl« bei Kleinkindern (sieht aus wie mit weißer Seifenlösung verschmiert); an den Ohrmuscheln kleine bis erbsengroße Knötchen (Tophi), die auf Gicht hindeuten.
- **Antlitz:** stumpfer Fettglanz, das Gesicht wirkt wie mit einer Speckschwarte abgerieben; fettige Ausschwitzungen, Mitesser, Pusteln; Kinnpartie fettig, auch hängende Fettbacken sind ein typisches Zeichen.
- **Zunge:** feucht, grauweißer dicker Belag; saurer oder bitterer Geschmack.

Nr. 10 Natrium sulfuricum D6 (Natriumsulfat)

Natriumsulfat schränkt die Wasserrückgewinnung (Resorption) im Darm ein. Der Sulfatanteil wirkt mit bei Energie liefernden Stoffwechselreaktionen. In der Medizin wird Natriumsulfat als Abführmittel verwendet. Nr. 10 Natrium sulfuricum schafft überschüssige Flüssigkeiten aus dem Körper heraus. Selbst aus den Zellen wird mithilfe dieses Mittels Wasser ausgeschieden. Da dieser Prozess einer Reinigung gleichkommt, nennen Biochemiker den Vorgang »Klärstrom«. Nr. 10 Natrium sulfuricum regt außerdem die Funktionen der Bauchspeicheldrüse sowie von Darm, Leber, Nieren und Galle an, indem es die Absonderung von Verdauungssekreten fördert. Dadurch besitzt es indirekt eine entgiftende Wirkung. Es wirkt auch entzündungshemmend und unterstützt die Verbrennung von Nährstoffen in der Zelle, die zu Wärme- und Energiebildung führt.

Hier hilft Nr. 10 Natrium sulfuricum

- Bei Verstopfung, Durchfall (auch gelblich-grünlich), Störungen der Fettverdauung mit hellem Stuhl, Blähungskoliken; bei Gewebeschwellungen (Ödemen), zum Beispiel an Augenlidern oder Unterschenkeln; bei nässenden Hautausschlägen, Hautbläschen mit gelblich-grünlichem Inhalt, Akne, Rosacea-Akne (Kupferfinnen, akneähnlich); bei Bettnässen; bei erkältungsbedingten Entzündungen mit gelblich grünem Schleim; bei rheumatischen Beschwerden, die sich bei feuchtem und kaltem Wetter verschlimmern; bei Neigung zu Melancholie (Schwermut);

bei Depressionen, nach Verletzungen wie Wirbelsäulen- oder Kopfverletzungen (sofort zum Arzt!).
- **Unterstützt die ärztliche Behandlung** von Diabetes und Wundrose (Erysipel).

Salbe Nr. 10 Natrium sulfuricum

- **Sie hilft:** bei Frostbeulen, nach leichten Erfrierungen, bei Hühneraugen, weichen Warzen, Hautpilzerkrankungen.
- **Unterstützt das Salz:** bei geschwollenen Beinen (Ödemen), Krampfadern; bei Hautausschlägen mit Bläschen, deren Inhalt eitrig ist; bei Hautblasen mit gelblichem Inhalt, Unterschenkelgeschwüren und Ausschlägen mit gelblichen Schuppen; bei Blähungen und Verdauungsstörungen von Kindern zur leichten Bauchmassage.
- **Unterstützt die ärztliche Behandlung:** bei Wundrose mit entzündlicher Schwellung (Erysipel).

Modalitäten

- Verschlimmerung: Schmerzen und Allgemeinbefinden verschlimmern sich bei feuchtem Wetter.
- Besserung: Schmerzen und Allgemeinbefinden bessern sich bei trockenem Wetter, in trockenen Räumen.

Signaturen-Diagnostik

- **Allgemein:** Neigung zu Gewebeschwellungen (Ödemen), etwa an Beinen oder Augenlidern; Stuhl grünlich gelb, auch hell.

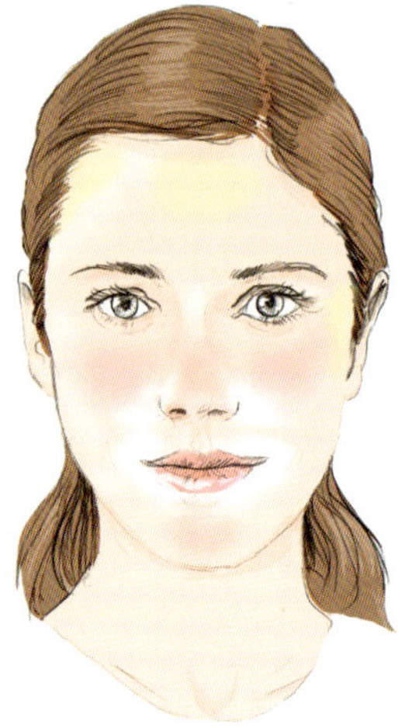

Rötlich-blaue Wangen und Nase kennzeichnen den Natrium-sulfuricum-Typ.

- **Antlitz:** Grünlich gelbe Farbflecke, entzündliche Röte, vor allem der Nase, »Säufernase«; Wangen rötlich blau. Äußere Augenwinkel wirken grünlich gelb. Die Haut zeigt allgemein einen grünlichen Hauch.
- **Zunge:** grünlich belegt; schmutzig, nicht schleimig; bitterer Geschmack.

Nr. 11 Silicea D12 (Kieselsäure)

Kieselsäure ist im Körper an der Bildung der Eiweißsubstanz Kollagen beteiligt, die zur Entwicklung und Stabilisierung von Knorpeln, Bindegewebe, Sehnen und Knochen gebraucht wird. Außerdem sorgt sie für Elastizität, Festigkeit und Widerstandsfähigkeit von Haaren und Nägeln.

Kieselsäure, schon in Papyrusrollen der alten Ägypter genannt, zählt zu den ältesten Heilmitteln der Menschheit überhaupt. In der Biochemie gilt es als hervorragendes Aufbau- und Festigungsmittel für Haut, Knochen, Bänder, Sehnen, Nägel, Gefäße und Augen. Es ist unentbehrlich bei eitrigen Entzündungen und Blutergüssen. Es regt die Fresszellen des Immunsystems zum verstärkten Angriff auf eingedrungene Krankheitserreger an, hält die Blutgefäße elastisch und schützt vor Arterienverkalkung. Es verhindert Störungen bei der Knochenbildung während des Wachstums, verbessert den Heilprozess der Haut nach Verletzungen und verhindert chronische Eiterungen. Vorzeitig gealterte Haut wird wieder straff und elastisch, gesunde Haut bleibt es, wenn Nr. 11 Silicea mehrmals im Jahr kurmäßig – zum Beispiel über 4 bis 6 Wochen – eingenommen wird.

Hier hilft Nr. 11 Silicea

Bei Eiterungen der Haut, Furunkeln (zum Arzt!) und Fisteln; bei rheumatischen Gelenkerkrankungen (Gicht), Arthrose, Bandscheibenerkrankungen, Knochenschwund (Osteoporose); bei Störungen der Knochenbildung, Knochenhautentzündung, Sehnenerkrankungen, Gefäßverkalkung, übermäßigem Schwitzen, vorzeitigen Alterserscheinungen wie Faltenbildung im Gesicht; bei Blutergüssen, Nierengries, Haar- und Nagelbrüchigkeit, auch Haarausfall, Wachstumsstörungen der Nägel, eitrigem Nagelumlauf, Akne. Zusammen mit Nr. 21 Zincum chloratum D6 und Nr. 7 Magnesium phosphoricum D6 hilft die Nr. 11 auch bei Schlafstörungen.

MEIN PERSÖNLICHER TIPP

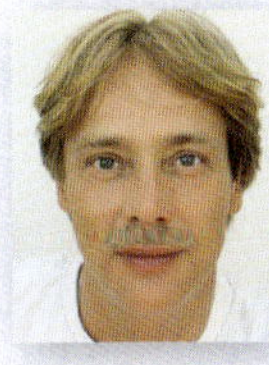

ZINNKRAUT FÜR GELENKE UND VENEN

Zinnkraut, auch als Ackerschachtelhalm bezeichnet, ist besonders reich an Kieselsäure und verstärkt die Wirkung von Nr. 11 Silicea. Vor allem bei Gelenk- und Venenproblemen ist der Tee zur Kräftigung des Knorpels und der Blutgefäße sehr empfehlenswert. Trinken Sie kurmäßig für vier bis sechs Wochen täglich zwei Tassen Zinnkraut-Tee und fördern Sie damit den Heilungsprozess. Beachten Sie bei der Teezubereitung, das Kraut acht bis zehn Minuten in Wasser zu kochen. Dadurch wird die Faserstruktur des Krauts aufgebrochen und die Kieselsäure freigesetzt. Für zwei Tassen Tee rechnen Sie die Wassermenge von drei Tassen (etwa eine Tasse voll geht beim Kochen verloren) und einen Esslöffel Zinnkraut.

Salbe Nr. 11 Silicea

- **Sie hilft:** bei Faltenbildung; bei Hühneraugen; bei Brüchigwerden der Finger- und Fußnägel, bei rissigen Nägeln, Flecken auf den Nägeln oder verdickten Nägeln; bei »wildem Fleisch«; bei Hautjucken. Nr. 11 Silicea wird für das großflächige Auftragen auch als Lotion angeboten.
- **Unterstützt das Salz:** bei Eiterungen in den Knochen, empfindlicher und schlecht heilender Haut, Eiterpusteln; bei gelben eitrigen Krusten auf der Haut; bei Entzündung und Eiterung der Talgdrüsen, entzündetem Nagelumlauf (Panaritium), Furunkeln, eitriger Brustdrüsenentzündung (zum Arzt!); bei chronischen Gichtbeschwerden; bei Haarausfall.
- **Unterstützt die ärztliche Behandlung:** bei degenerativen (entartenden) Krankheiten der Gelenkknorpel, beispielsweise der Hüfte (Coxarthrose) oder der Kniegelenke (Gonarthrose).

Modalitäten

Von Schüßler keine überliefert.

Signaturen-Diagnostik

- **Allgemein:** übermäßige und vorzeitige Faltenbildung, schlaffe Haut und vorzeitige Alterserscheinungen; Patient zeigt erhöhte Neigung zum Schwitzen, vor allem im Kopf- und Nackenbereich; auch übel riechender Fußschweiß. Die Haut ist fein und durchscheinend. Neigung zu Kahlköpfigkeit. Brüchige, spröde Finger- und Fußnägel. In manchen Fällen können Fehlhaltungen oder sogar Verkrümmungen der Wirbelsäule (Skoliose) Folge eines Mangels oder einer Fehlversorgung sein, da die Knochen schlecht entwickelt sein können; gespannte und glänzende Haut am Schienbein; die Augen sind sehr lichtempfindlich.
- **Antlitz:** schlaffe Haut mit Falten oder aber »Liftinghaut« (sieht aus, als sei sie straff nach hinten gezogen) und »Krähenfüße«; die Haut wirkt glasig durchscheinend; Falten neben den Ohren.
- **Zunge:** bräunlich schleimiger Belag; die Zunge kann trocken sein, was sich in den

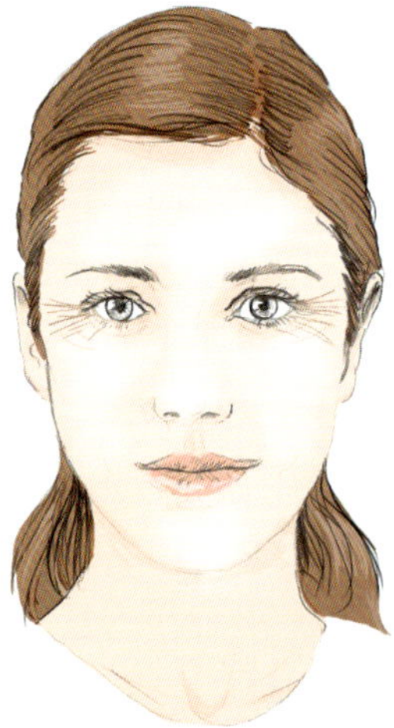

Charakteristisch für Silicea sind »Krähenfüße« an den Augen.

Morgenstunden verschlimmert; auch ist ein seifiger Geschmack im Mund möglich.

Nr. 12 Calcium sulfuricum D6 (Kalziumsulfat)

Kalziumsulfat kommt als natürlicher Mineralstoff im Knorpel vor; auch als Bestandteil von Aminosäuren (den wichtigsten Bausteinen der Eiweiße) spielt es eine tragende Rolle. Der Kalziumanteil regt die zuständigen Zellen zur Abgabe von Hormonen (Botenstoffe, steuern Stoffwechselvorgänge) und Enzymen (beschleunigen Stoffwechselvorgänge) an. Der Sulfatanteil unterstützt die Stoffwechsel-, also Verbrennungsprozesse in der Zelle, was entscheidend für die Energiegewinnung ist; außerdem ist er am Aufbau von Knorpelsubstanz beteiligt. Kalziumsulfat wurde früher als Heilmittel bei Abszessen und Furunkeln eingesetzt.

Nr. 12 Calcium sulfuricum beeinflusst die Bildung von Binde- und Stützgewebe im Körper, wirkt entzündungshemmend, entgiftend und unterstützt das Wachstum neuer Zellen. Besonders wichtig ist seine aus dem Körper austreibende Wirkung auf Eiter (Zellpartikel, abgestorbene weiße Blutkörperchen, abgestorbenes Gewebe), die allerdings voraussetzt, dass eine Öffnung als Abfluss am Eiterherd vorhanden ist.

Modalitäten

Von Schüßler keine überliefert.

Signaturen-Diagnostik

Da Schüßler dieses Salz wieder aus seinem Heilschatz gestrichen hat, wollten sich manche Antlitzdiagnostiker nicht damit beschäftigen. Andere haben Reaktionen beschrieben, die kaum oder nicht bestätigt wurden.

Hier hilft Nr. 12 Calcium sulfuricum

Bei Haut- und Schleimhaut-Eiterungen und chronischen Entzündungen (wie etwa chronischer Blasenentzündung, Bronchitis), Wachstumsstörungen, rheumatischen Erkrankungen, Funktionsstörungen der Leber; bei Entzündung von Lymphknoten mit Schwellung (zum Arzt!), Schmerz.

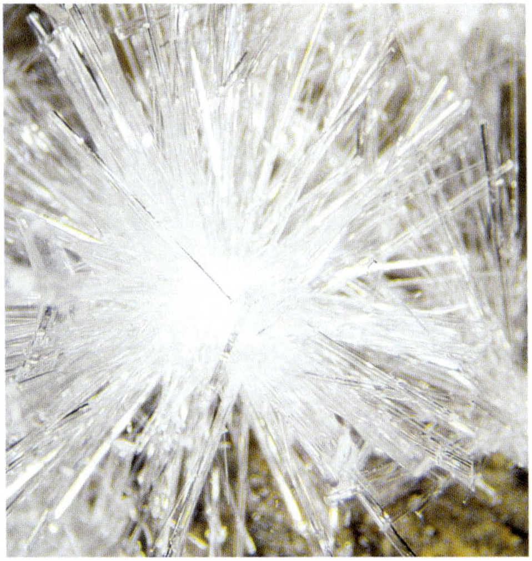

Die filigranen Kristalle von Calcium sulfuricum unter dem Mikroskop.

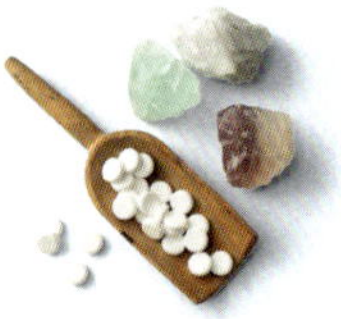

BIOCHEMISCHE ERGÄNZUNGSMITTEL – 12 WEITERE SALZE

Anfang des vergangenen Jahrhunderts nahmen Schüßlers Nachfolger weitere Salze auf, denn die Mineralstoffforschung hatte seit Schüßlers Tod neue Mineralsalze entdeckt. Der Biochemiker Dieter Schöpwinkel wertete sämtliche Studien aus und kam zu dem Schluss, dass neun weitere Salze die biochemische Therapie ergänzen. Später wurden nochmals drei Salze aufgenommen – sie komplettieren Schüßlers Heilsystem.
In der Praxis werden diese Mittel als Ergänzung zu den Basissalzen eingesetzt, wenn diese nicht ausreichend wirken. Für die jeweilige Dosierung gilt das ab Seite 18 ff. beschriebene Schema.

Ergänzungsmittel	Anwendung
Nr. 13 Kalium arsenicosum D6 (Kaliumarsenit)	Entzündungen der Haut und der Schleimhäute, vor allem bei chronischen Hauterkrankungen
Nr. 14 Kalium bromatum D6 (Kaliumbromid)	Entzündungen der Haut und Schleimhäute, zum Beispiel bei chronischer Rachenentzündung; hustenstillend bei chronischem Husten; psychischer Erregung und Erschöpfung
Nr. 15 Kalium jodatum D6 (Kaliumjodid)	Störungen der Schilddrüsentätigkeit; Gelenkerkrankungen; Fettsucht; Bluthochdruck
Nr. 16 Lithium chloratum D6 (Lithiumchlorid)	Unterstützend bei Depressionen; Gicht; Abwehrschwäche
Nr. 17 Manganum sulfuricum D6 (Mangansulfat)	Allergien; Abwehrschwäche; Haut-, Haar- und Nagelerkrankungen sowie Gelenkerkrankungen

Ergänzungsmittel	Anwendung
Nr. 18 Calcium sulfuratum Hahnemanni D6 (Kalziumsulfid)	Asthma; unterstützend bei eitrigen Entzündungen; Gelenkerkrankungen
Nr. 19 Cuprum arsenicosum D6 (Kupferarsenit)	Abwehrschwäche; Gelenk-, Haar-, Haut- und Nagelerkrankungen; unterstützend bei Krämpfen
Nr. 20 Kalium Aluminium sulfuricum D6 (Alaun)	Leichte Depressionen; Haut- und Schleimhautentzündungen (bewährt bei chronischen Katarrhen); bei übermäßiger Schweißbildung
Nr. 21 Zincum chloratum D6 (Zinkchlorid)	Abwehrschwäche; Haar- und Hautprobleme; Schlafstörungen
Nr. 22 Calcium carbonicum D6 (Kalziumcarbonat)	Knochen- und Zahnerkrankungen; Entwicklungsförderung bei Kindern; Haut- und Schleimhauterkrankungen; bei Krämpfen und Schmerzen; Allergien
Nr. 23 Natrium bicarbonicum D6 (Natriumbicarbonat, Natron)	Sodbrennen, Magenübersäuerung; Anregung der Bildung von Bauchspeichel
Nr. 24 Arsenum jodatum D6 (Arsentrijodid)	Haut- und Schleimhauterkrankungen; Gelenkerkrankungen; Funktionsstörungen der Schilddrüse

WICHTIG

Beachten Sie unbedingt, dass die Ergänzungsmittel nicht für die Einnahme in heißem Wasser wie bei der »Heißen Sieben« ▸ **siehe Seite 19** geeignet sind. Bei ihnen ist eine niedrige Dosierung ausreichend, da es Spuren- und keine Mengenelemente sind wie die Kalium- oder Natriumsalze!

WEITERE ERGÄNZUNGSMITTEL

Vor wenigen Jahren wurden von einigen Schüßler-Salz-Herstellern drei neue Mittel auf den Markt gebracht, die in der Homöopathie verwendet werden. Sie sind keine offiziell anerkannten Schüßler-Salze und die Reihe der Schüßler-Salze zu erweitern widerspricht dem Bestreben Dr. Schüßlers für eine überschaubare Therapie.

Es handelt sich hierbei um folgende Mittel: Nr. 25 Aurum chloratum natronatum (Herz-Kreislauf-Beschwerden, Frauenleiden), Nr. 26 Selenium (Beschwerden der Leber, der Schilddrüse, der männlichen Geschlechtsorgane, der Haut) und Nr. 27 Kalium bichromicum (Entzündungen der Atemwege, Magen-Darm-Beschwerden).

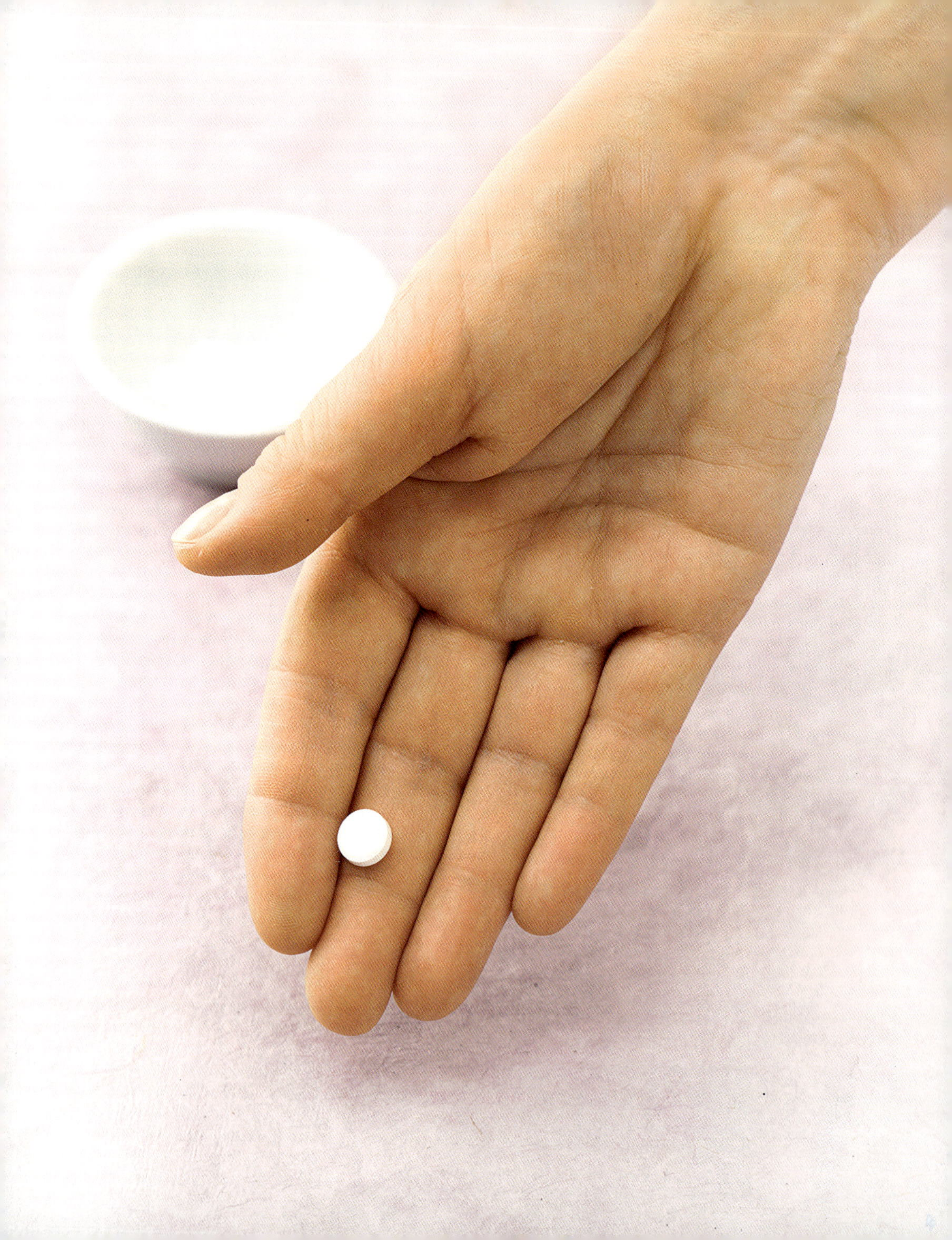

BESCHWERDEN UND MITTEL

MIT SCHÜSSLER-SALZEN KÖNNEN SIE ALLTAGS-BESCHWERDEN EINFACH UND WIRKSAM SELBST BEHANDELN. SIE ERFAHREN AUF DEN NÄCHSTEN SEITEN ALLES, WAS SIE DAZU WISSEN MÜSSEN.

So finden Sie zu Ihrem Mittel **62**
Allgemeine Beschwerden von A bis Z **74**
Anwendungen für Frauen **105**
Kinderkrankheiten und -beschwerden **113**

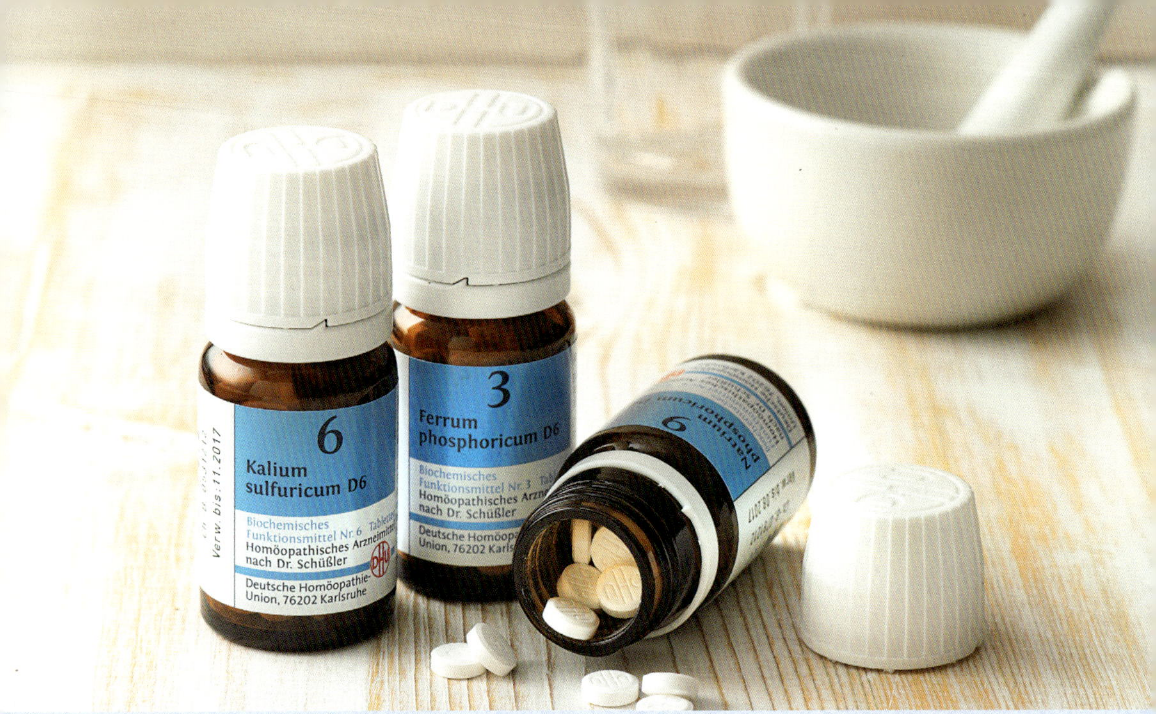

SO FINDEN SIE ZU IHREM MITTEL

Um zur Behandlung Ihrer Beschwerden das richtige Salz zu finden, gehen Sie so vor:

- Schlagen Sie im »Wegweiser« ▸ **siehe folgende Seiten** oder in »Allgemeine Beschwerden von A bis Z« ▸ **siehe Seite 74 ff.** unter dem auftretenden Symptom (beispielsweise Husten) nach.
- Bei den Beschreibungen der zwölf Schüßler-Salze ▸ **siehe Seite 39 ff.** finden Sie auch nähere Angaben zu den zum Mittel gehörenden Modalitäten ▸ **siehe Seite 18** und Signaturen ▸ **siehe Seite 17**.

Bitte beachten Sie, dass bei schweren Erkrankungen sowie bei heftig verlaufenden akuten Beschwerden stets ein Arzt oder Heilpraktiker zu konsultieren ist.

Es spricht allerdings nichts dagegen, zu den vom Arzt verordneten Medikamenten oder anderen Maßnahmen Schüßler-Salze unterstützend einzunehmen.

VON DER BESCHWERDE ZUM MITTEL – WEGWEISER

Bei den folgenden Beschwerden ist eine Selbstbehandlung möglich und sinnvoll. Bitte informieren Sie sich vor der Selbstbehandlung genau über die Vorgehensweise (siehe Seite 18 ff.). Die Seitenverweise dienen dem schnellen Auffinden des Mittels, wenn die Symptome klar sind und Ihnen der Umgang mit den Schüßler-Salzen vertraut ist. Näheres zu den Beschwerden finden Sie ab Seite 74, Übersichten zu den Salzen auf den Seiten 15 und 58 f.

Beschwerde	Symptome und Differenzierung	Mittel
Abwehrschwäche ▸ **Seite 74 f.**	häufig erkältet, grippale Infekte	Immun-Schema ▸ **Seite 75**
Angstgefühl ▸ **Seite 75**	unterschwellige Angst, Angst vor Dingen	Nr. 6 Kalium sulfuricum
Antriebslosigkeit ▸ **Seite 75**	nach Krankheiten, unbegründet	Nr. 5 Kalium phosphoricum wie »Heiße Sieben« ▸ **Seite 19**
Bänder-/Sehnen-Erkrankungen ▸ **Seite 76**	durch Belastung, Verletzung, Sehnenscheidenentzündung (Tennisarm)	Nr. 3 Ferrum phosphoricum; Tennisarm-Schema ▸ **Seite 76**
	Heilprozess stagniert	Nr. 4 Kalium chloratum
Bettnässen ▸ **Seite 116 f.**	unbewusstes Wasserlassen	Nr. 10 Natrium sulfuricum
	Schwäche des Blasenschließmuskels	Nr. 3 Ferrum phosphoricum
	nervliche Erschöpfung, Schwäche	Nr. 5 Kalium phosphoricum
Bindehautentzündung ▸ **Seite 76**	Rötung ohne Absonderung	Nr. 3 Ferrum phosphoricum/Arzt
	Entzündung mit weißlicher Absonderung	Nr. 4 Kalium chloratum/Arzt
	Entzündung mit wässriger Absonderung	Nr. 8 Natrium chloratum/Arzt
	Entzündung mit eitriger Absonderung	Nr. 9 Natrium phosphoricum/Arzt
	häufig erkältet, grippale Infekte	Immun-Schema ▸ **Seite 75**

Beschwerde	Symptome und Differenzierung	Mittel
Bläschenausschlag ▸ **Seite 77**	Bläschen mit gelblich-wässrigem Inhalt	Nr. 4 Kalium chloratum
	mit dicklich gelbem und eitrigem Inhalt	Nr. 9 Natrium phosphoricum
	mit eitrigem Inhalt, wenn Nr. 9 nicht hilft	Nr. 11 Silicea
	mit weißlich dickem Inhalt	Nr. 2 Calcium phosphoricum
	mit übel riechendem Inhalt	Nr. 5 Kalium phosphoricum
	mit wasserhellem Inhalt	Nr. 8 Natrium chloratum
Blasenentzündung/ Blasenkatarrh ▸ **Seite 77**	am ersten Tag	Nr. 3 Ferrum phosphoricum/Arzt
	vom zweiten Tag an	Nr. 9 Natrium phosphoricum
	chronischer Blasenkatarrh	Nr. 11 Silicea oder Calcium sulfuricum
Brustdrüsenentzündung ▸ **Seite 106**	Rötung und Schwellung der Brustdrüse	Nr. 9 Natrium phosphoricum
	eitrige Entzündung	Nr. 11 Silicea/Arzt
	Verhärtung nach Entzündung	Nr. 1 Calcium fluoratum
Durchfall ▸ **Seite 78**	mit übel riechendem Stuhl	Nr. 5 Kalium phosphoricum
	wässrig, schleimig	Nr. 8 Natrium chloratum
	gelblich wässrig	Nr. 10 Natrium sulfuricum
	nach dem Frühstück	Nr. 10 Natrium sulfuricum
	weiß-schleimig	Nr. 4 Kalium chloratum
	mit unverdauten Speiseresten	Nr. 3 Ferrum phosphoricum
	sauer riechend	Nr. 9 Natrium phosphoricum
	wässrig mit Krämpfen	Nr. 7 Magnesium phosphoricum
Erbrechen ▸ **Seite 78 f.**	von unverträglichen Speisen nach dem Essen	Nr. 3 Ferrum phosphoricum
	von bitterer Galle	Nr. 10 Natrium sulfuricum
	von lang gezogenem, durchsichtigem Schleim	Nr. 8 Natrium chloratum
	von wässriger Flüssigkeit	Nr. 8 Natrium chloratum
	von weißem Schleim	Nr. 4 Kalium chloratum
	von saurer Flüssigkeit	Nr. 9 Natrium phosphoricum
	während des Zahnens	Nr. 2 Calcium phosphoricum
	bei Reiseübelkeit	Nr. 9 Natrium phosphoricum
Erkältungskrankheiten ▸ **Seite 79**	Rachenschleimhäute gerötet	Nr. 3 Ferrum phosphoricum
	weiße Ablagerungen auf Mund- und Rachenschleimhaut	Nr. 4 Kalium chloratum
	durchsichtiger, blasiger Schleim auf der Zunge	Nr. 8 Natrium chloratum
	in allen anderen Fällen	Entzündungs-Schema ▸ **Seite 21 ff.**

Beschwerde	Symptome und Differenzierung	Mittel
Falten ▸ **Seite 80**	an Augenlidern, Schwangerschaftsstreifen, schlaffe Bauchhaut	Nr. 1 Calcium fluoratum
	Krähenfüße, vorzeitige Falten, schlaffe Haut	Nr. 11 Silicea
	faltige Wangen, fettige Haut	Nr. 10 Natrium sulfuricum
Fettsucht ▸ **Seite 80 f.**	Übergewicht, Störung der Energiebilanz	Adipositas-Schema ▸ **Seite 81**
	bei schlechter Verdauung mit Blähungen, gestörter Fettverdauung, Völlegefühl	Nr. 9 Natrium phosphoricum
	mit Verstopfung, hellen Fettstühlen	Nr. 10 Natrium sulfuricum
	strafft Bauch und Oberschenkel	Salbe Nr. 1 Calcium fluoratum
Gelenkerkrankungen ▸ **Seite 81 ff.**	Gelenkentartung (Arthrose) – Basismittel	Nr. 11 Silicea/Arzt
	mit Schmerzen, schlimmer durch Bewegung	Nr. 3 Ferrum phosphoricum, Nr. 4 Kalium chloratum/Arzt
	mit lähmenden Schmerzen	Nr. 5 Kalium phosphoricum/Arzt
	mit Schmerzen und Taubheitsgefühl	Nr. 2 Calcium phosphoricum/Arzt
	einschießende Schmerzen, wechseln die Stelle	Nr. 7 Magnesium phosphoricum/Arzt
	Schmerzen schlimmer bei Wärme und abends	Nr. 6 Kalium sulfuricum/Arzt
	durch Gicht (Harnsäureablagerung)	Nr. 9 Natrium phosphoricum/Arzt
	mit Morgensteifigkeit, Anlaufschmerz (bei Arthrose), zusätzlich bei Gicht	Nr. 11 Silicea
	Schleimbeutelentzündung des Kniegelenks	Nr. 4 Kalium chloratum/Arzt
	rheumatische Beschwerden, schlimmer durch feuchte Witterung	Nr. 10 Natrium sulfuricum/Arzt
Gerstenkorn ▸ **Seite 83**	eitrig, mit Verhärtung und Knötchenbildung	Nr. 1 Calcium fluoratum im Wechsel mit Nr. 11 Silicea
	chronisch, ohne Entzündungszeichen, mit reizlosem derbem Knoten (Hagelkorn)	Salbe Nr. 1 Calcium fluoratum

Beschwerde	Symptome und Differenzierung	Mittel
Haarausfall ▸ **Seite 84**	kreisrund	Nr. 5 Kalium phosphoricum
	diffus, an mehreren Stellen	Nr. 8 Natrium chloratum, Nr. 11 Silicea
	diffus, an mehreren Stellen, mit dünnem, brüchigem Haar und gespaltenen Spitzen	Nr. 11 Silicea
Haare brüchig, gespalten ▸ **Seite 84**	auch gestörtes Wachstum, gespaltene Spitzen	Nr. 11 Silicea
Hämorrhoiden ▸ **Seite 84 f.**	Schmerz, Juckreiz mangels Festigung des Venengewebes	Nr. 1 Calcium fluoratum/Arzt
	mit entzündeten Knoten	Nr. 3 Ferrum phosphoricum/Arzt
Haut, trockene ▸ **Seite 85**	Störung der Flüssigkeitsverteilung	Nr. 8 Natrium chloratum
Hautausschläge ▸ **Seite 86**	mit schuppiger, schmieriger Haut	Nr. 6 Kalium sulfuricum/Arzt
	weiße Schüppchen	Nr. 8 Natrium chloratum
	Hautschuppen nach Aufplatzen von Bläschen, mehlartiger Belag	Nr. 4 Kalium chloratum
	mit weißlich gelben Krusten	Nr. 2 Calcium phosphoricum
	mit aufgeplatzten Bläschen, Eiterkrusten	Nr. 11 Silicea
	nässend	Nr. 10 Natrium sulfuricum
	nässende Hautausschläge, wenn Nr. 10 Natrium sulfuricum nicht hilft, auch mit honiggelben Krusten	Nr. 9 Natrium phosphoricum
	nach Impfungen	Nr. 4 Kalium chloratum
	in Zusammenhang mit Gürtelrose	Nr. 8 Natrium chloratum/Arzt
	bei Schuppenflechte	Schuppenflechte-Schema ▸ **Seite 84**
Hautjucken ▸ **Seite 86**	Juckreiz bei verschiedenen Hautbeschwerden	Nr. 7 Magnesium phosphoricum
	Hautjucken im Alter	Nr. 2 Calcium phosphoricum
Hautschrunden, rissige Haut, Hornhaut ▸ **Seite 87**	bei Hautschrunden, Einrissen, übermäßig viel Hornhaut	Nr. 1 Calcium fluoratum
	bei trockener Haut	Nr. 8 Natrium chloratum
Heimweh ▸ **Seite 87**	mit Schlafstörungen, Traurigsein, Weinen, seelischer Verstimmung	Nr. 5 Kalium phosphoricum
	mit innerer Verkrampfung	Nr. 7 Magnesium phosphoricum

Beschwerde	Symptome und Differenzierung	Mittel
Hühneraugen ▸ **Seite 87**	Schmerzen beim Gehen, weiße Kruste	Nr. 4 Kalium chloratum
	mit gelblicher Auflagerung, gelblicher Kruste	Nr. 10 Natrium sulfuricum
	mit eitrig entzündetem Rand, bei sensibler Haut	Nr. 11 Silicea
	stark verhärtete Hühneraugen	Nr. 1 Calcium fluoratum
Husten ▸ **Seite 88**	normaler Husten	Entzündungs-Schema ▸ **Seite 21 f.**
	Krampfhusten, oft nachts	Nr. 7 Magnesium phosphoricum
	Pseudokrupp-Husten	Nr. 4 Kalium chloratum/Arzt
Hyperaktivität ▸ **Seite 118**	mit körperlicher und seelischer Unruhe	Nr. 5 Kalium phosphoricum
Insektenstiche ▸ **Seite 88**	mit Rötung, Schwellung, Jucken	Nr. 8 Natrium chloratum
Knochenerkrankungen ▸ **Seite 88 f.**	Entzündungen der Knochenhaut	Nr. 11 Silicea/Arzt
	bruchanfällige Knochen, Knochenerweichung, Osteoporose	Nr. 1 Calcium fluoratum/Arzt
	schlechte Knochenentwicklung, Osteoporose	Nr 2 Calcium phosphoricum/ Arzt
	empfindliche Knochen, Osteoporose, Neigung zu Brüchen	Nr. 11 Silicea
	nach Knochenbrüchen, Wachstumsschmerzen bei Kindern	Nr. 2 Calcium phosphoricum
Kopfschmerzen ▸ **Seite 89 f.**	Akutmittel bei allen Kopfschmerzen	Nr. 7 Magnesium phosphoricum als »Heiße Sieben« ▸ **Seite 19**
	mit Hitzegefühl, Gesichtsröte, Druck- oder Klopfgefühl, Stechen im Kopf	Nr. 3 Ferrum phosphoricum
	mit Erbrechen von Galle	Nr. 10 Natrium sulfuricum
	mit Erbrechen von durchsichtigem, wässrigem Schleim	Nr. 8 Natrium chloratum
	mit Auswürgen von weißem Schleim	Nr. 4 Kalium chloratum
	bei heftigen Kopfschmerzattacken	Nr. 7 Magnesium phosphoricum
	bei blassen, reizbaren Menschen	Nr. 5 Kalium phosphoricum
	bei Schmerzanfällen mit Schwäche	Nr. 5 Kalium phosphoricum
	bei Schmerzen, die sich in Wärme und abends verschlimmern, in kühler Luft bessern	Nr. 6 Kalium sulfuricum
	mit Verstopfung und schleimbelegter Zunge	Nr. 8 Natrium chloratum

Beschwerde	Symptome und Differenzierung	Mittel
Kopfschuppen ▸ **Seite 90 f.**	Schuppen, trockene Kopfhaut	Biochemische Haarpackung ▸ **Seite 89**
	kleieförmige Hautabschuppung	Nr. 10 Natrium sulfuricum
	Schuppenflechte auf Kopfhaut	Nr. 6 Kalium sulfuricum/Arzt
Krampfadern ▸ **Seite 91**	bei leichten Krampfadern und Besenreisern, zur Festigung der erschlafften Venen	Nr. 1 Calcium fluoratum (Salz und Salbe)
Krämpfe	siehe Muskelerkrankungen ▸ **Seite 94**	
Kreislaufschwäche ▸ **Seite 91 f.**	bei Schwellung der Beine ▸ **Seite 100**	Nr. 10 Natrium sulfuricum
	nach Überanstrengung und bei Schwäche	Nr. 5 Kalium phosphoricum
Lichtempfindlichkeit ▸ **Seite 92**	harmlose Lichtempfindlichkeit	Nr. 8 Natrium chloratum
	durch Überreizung der Augen	Nr. 5 Kalium phosphoricum
Lippen, trocken und rissig ▸ **Seite 92**	aufgesprungen und verhärtet	Nr. 1 Calcium fluoratum
	Nachbehandlung aufgesprungener Lippen	Nr. 8 Natrium chloratum
Magen- und Darmschleimhaut-Entzündung ▸ **Seite 92 f.**	akuter Magen-Darm-Katarrh	Nr. 3 Ferrum phosphoricum
	mit weißem Zungenbelag und als Folgemittel von Ferrum phosphoricum	Nr. 4 Kalium chloratum
	mit trockener Zunge und körperlicher Schwäche	Nr. 5 Kalium phosphoricum
	mit krampfartigen Magenschmerzen ohne Fieber, reine Zunge	Nr. 7 Magnesium phosphoricum
	mit Magenschmerzen und Erbrechen von Schleim	Nr. 8 Natrium chloratum
Mandelentzündung ▸ **Seite 93**	mit Rötung, Schwellung, Halsschmerzen	Nr. 3 Ferrum phosphoricum
	mit weißgrauen Belägen auf den Mandeln	Nr. 4 Kalium chloratum
	akuter Fall, alternativ	Nr. 9 Natrium phosphoricum
Melancholie, seelische Verstimmung ▸ **Seite 94**	nach Erschöpfung	Nr. 5 Kalium phosphoricum
	mit Ängstlichkeit, Traurigkeit, auch als Folgemittel nach Nr. 5 Kalium phosphoricum	Nr. 6 Kalium sulfuricum
	Melancholie mit Weinen	Nr. 8 Natrium chloratum
	Melancholie/Depression nach Kopf- und/oder Wirbelsäulenverletzung	Nr. 10 Natrium sulfuricum/Arzt

Beschwerde	Symptome und Differenzierung	Mittel
Menstruations-beschwerden ▸ **Seite 108 f.**	mit krampfartigen Unterbauch-schmerzen	Nr. 7 Magnesium phosphoricum
	Regelschmerzen bei blassen, weinerlichen, reizbaren Frauen	Nr. 5 Kalium phosphoricum wie »Heiße Sieben« ▸ **Seite 19**
	mit erhöhtem Puls und Röte im Gesicht	Nr. 3 Ferrum phosphoricum
Mundschleimhaut-Geschwüre ▸ **Seite 94**	weißliche und weißgraue Aphthen	Nr. 4 Kalium chloratum
	gelbe Aphthen	Nr. 9 Natrium phosphoricum
	hellroter Rand um das Geschwür	Nr. 5 Kalium phosphoricum
	bei allergischer Ursache	Nr. 8 Natrium chloratum
	bei trockenen Lippen	Nr. 8 Natrium chloratum
Muskelerkrankungen ▸ **Seite 95**	bei Muskelkater nach Belastung	Nr. 3 Ferrum phosphoricum (Salz und Salbe)
	bei schmerzhaften Muskelerkrankungen mit Krämpfen als Basismittel	Nr. 7 Magnesium phosphoricum (Salz und Salbe)
	bei Muskelverkrampfung	Nr. 7 Magnesium phosphoricum (Salz und Salbe)
	bei Muskelkrämpfen nach Überanstrengung	Nr. 5 Kalium phosphoricum (Salz und Salbe)
	bei Muskelkrämpfen, die nicht auf Nr. 7 Magnesium phosphoricum reagieren	Nr. 2 Calcium phosphoricum (Salz und Salbe)
	Krämpfe während des Zahnens von Säuglingen und Kleinkindern	Nr. 2 Calcium phosphoricum (Salz und Salbe)
	Muskelzuckungen	Nr. 5 Kalium phosphoricum (Salz und Salbe)
	Muskelschwäche	Nr. 5 Kalium phosphoricum (Salz und Salbe)
Nägel, brüchig und rissig ▸ **Seite 95**	brüchige, schlecht wachsende Nägel, auch rissig und gelblich	Nr. 11 Silicea
Nagelpilz ▸ **Seite 96**	falls Nr. 11 Silicea unzureichend	Nr. 1 Calcium fluoratum
	mit verdicktem, brüchigem Nagel	Salbe Nr. 1 Calcium fluoratum

Beschwerde	Symptome und Differenzierung	Mittel
Narben, Wulstnarbe ▸ **Seite 97**	zur Erweichung und Glättung von Narbengewebe	Salbe Nr. 1 Calcium fluoratum
	bei »wildem Fleisch«	Salbe Nr. 4 Kalium chloratum
	Folgemittel nach Nr. 4 Kalium chloratum, wenn Wirkung unbefriedigend	Salbe Nr. 11 Silicea
	bei jungen Narben	Salbe Nr. 2 Calcium phosphoricum
Nervosität ▸ **Seite 97**	bei Kindern und Jugendlichen	Nr. 2 Calcium phosphoricum
	bei Erwachsenen	Nr. 7 Magnesium phosphoricum
Nesselausschlag ▸ **Seite 97**	mit juckenden Quaddeln	Nr. 5 Kalium phosphoricum
Ohrenschmerzen ▸ **Seite 98**	bei Schmerz und Rötung des Ohres mit verringertem Hörvermögen	Nr. 3 Ferrum phosphoricum/Arzt
	bei entzündlich geschwollenem äußerem Gehörgang	Nr. 11 Silicea
	bei Absonderung gelblicher Flüssigkeit aus dem Ohr	Nr. 6 Kalium sulfuricum
	bei Entzündung mit Druckgefühl im inneren Ohr	Nr. 4 Kalium chloratum und Nr. 9 Natrium phosphoricum/Arzt
Pickel ▸ **Seite 109**	bei entzündeten Eiterpusteln	Nr. 11 Silicea
	bei kleinen rötlichen Pickeln mit fettiger Haut	Nr. 9 Natrium phosphoricum
	bei verhärteten Aknepusteln	Salbe Nr. 1 Calcium fluoratum
	bei rötlich umschriebenen und geschwollenen Rötungen mit Papeln und Pusteln (Rosacea)	Nr. 10 Natrium sulfuricum/Arzt
	bei Frauen: Pickel vor und während der Periode	Nr. 9 Natrium phosphoricum
Platzangst ▸ **Seite 98**	akute Fälle, Erstmittel	Nr. 5 Kalium phosphoricum
	Langzeitbehandlung	Nr. 5 Kalium phosphoricum, beide wie »Heiße Sieben«
Prüfungsangst ▸ **Seite 99**	bei Schlafstörungen, Unruhe, Konzentrationsschwäche	Nr. 7 Magnesium phosphoricum
	bei Unruhe, Herzklopfen, Zittern, vor Prüfungen	Prüfungs-Schema ▸ **Seite 99**

Beschwerde	Symptome und Differenzierung	Mittel
Psychische Störungen ▸ **Seite 99**	bei Konzentrations- und Gedächtnisschwäche	Nr. 7 Magnesium phosphoricum
	bei niedrigem Blutdruck, Schwindel bei Lagewechsel, Stimmungsschwankungen	Nr. 5 Kalium phosphoricum
Scheide, trocken und juckend ▸ **Seite 110**	empfindliche Scheide, gereizte Schleimhäute, trocken und juckend	Nr. 8 Natrium chloratum/Arzt
Schlafstörungen ▸ **Seite 99**	wenn man nicht abschalten kann	Nr. 7 Magnesium phosphoricum
	wenn Nr. 7 Magnesium phosphoricum nicht hilft	Nr. 5 Kalium phosphoricum
	bei Störung zwischen 23 Uhr und 3 Uhr	Nr. 10 Natrium sulfuricum
Schwäche bei Kindern ▸ **Seite 119**	seelische und körperliche Schwäche	Nr. 2 Calcium phosphoricum
Schwellungen ▸ **Seite 100**	harmlose dicke Beine	Nr. 10 Natrium sulfuricum
Sodbrennen ▸ **Seite 100**	bei Beschwerden durch aufsteigende Säure	Nr. 9 Natrium phosphoricum
	bei Trockenheitsgefühl im Rachen, wenn Nr. 9 Natrium phosphoricum nicht hilft	Nr. 8 Natrium chloratum
	zur Heilung der Schleimhaut, bei gelblichem Zungenbelag	Nr. 6 Kalium sulfuricum
	bei weißem/weißgrauem Zungenbelag	Nr. 4 Kalium chloratum
Stillprobleme ▸ **Seite 112**	bei zu geringer Milchbildung	Nr. 2 Calcium phosphoricum
	bei zu starker Milchbildung	Nr. 10 Natrium sulfuricum
	Milchstau mit bläulich weißer Milch	Nr. 8 Natrium chloratum
Überbein ▸ **Seite 100**	an Gelenken und Sehnen des Hand- und Fußrückens	Salbe Nr. 1 Calcium fluoratum
Verbrennungen ▸ **Seite 101**	bei akuten leichten Verbrennungen	Nr. 3 Ferrum phosphoricum
	mit Rötung, Schmerz, ohne Blasen	Nr. 6 Kalium sulfuricum
	bei Brandblasen mit hellem Inhalt	Nr. 8 Natrium chloratum
	bei Wundfläche mit weißgrauem Schorf	Nr. 4 Kalium chloratum

Beschwerde	Symptome und Differenzierung	Mittel
Verletzungen ▸ **Seite 101**	Sofortmaßnahme bei Schürf-, Schnittwunde, Prellung, Bluterguss, Quetschung	Nr. 3 Ferrum phosphoricum
	der Heilprozess stagniert, Rötung und Schwellung	Nr. 4 Kalium chloratum
	Blutergüsse	Nr. 11 Silicea
Verstopfung ▸ **Seite 102**	bei Verstopfung mit hartem Stuhl, auch bei hellen Fettstühlen	Nr. 10 Natrium sulfuricum
	wenn Signatur besser passt	Nr. 8 Natrium chloratum
Völlegefühl und Blähungen ▸ **Seite 102**	nach schwerem, fettem Essen	Nr. 9 Natrium phosphoricum
	mit Druck im Bauch und gelb-schleimiger Zunge	Nr. 6 Kalium sulfuricum
	mit Bauchschmerzen und Aufstoßen von Luft	Nr. 7 Magnesium phosphoricum als »Heiße Sieben«
	Schmerzen im Unterbauch, kein Abgang von Winden	Nr. 10 Natrium sulfuricum
	mit übel riechenden Winden	Nr. 5 Kalium phosphoricum
	Blähungskoliken bei Säuglingen und Kleinkindern	Nr. 7 Magnesium phosphoricum
	mit sauer riechendem Durchfall	Nr. 9 Natrium phosphoricum
Warzen ▸ **Seite 103**	an den Händen	Nr. 4 Kalium chloratum
	wenn Nr. 4 Kalium chloratum nicht befriedigend wirkt	Salbe Nr. 10 Natrium sulfuricum
	Warzen alt, verhärtet	Salbe Nr. 1 Calcium fluoratum
Wechseljahresbeschwerden ▸ **Seite 112**	mit Müdigkeit, Erschöpfung, Schlafstörungen	Nr. 5 Kalium phosphoricum
	mit Hitzewallungen, Einschlafproblemen	Nr. 7 Magnesium phosphoricum
	Herzrasen mit Schweißausbrüchen	Nr. 11 Silicea
Windelausschlag ▸ **Seite 121**	mit trockener, aufgesprungener und auch nässender Haut	Nr. 8 Natrium chloratum
	mit saurem Durchfall	Nr. 9 Natrium phosphoricum
	mit übel riechendem Stuhl	Nr. 5 Kalium phosphoricum
Zahnen ▸ **Seite 121**	zur Verbesserung der Zahnbildung, bei Beschwerden beim Zahnen	Nr. 2 Calcium phosphoricum
	mit Krämpfen beim Zahnen	Nr. 7 Magnesium phosphoricum/ Arzt

Beschwerde	Symptome und Differenzierung	Mittel
Zahnfäule ▸ **Seite 103**	zur Festigung des Zahnschmelzes bei anlagebedingter Anfälligkeit	Nr. 1 Calcium fluoratum
	zum Schutz vor Karies	Nr. 1 Calcium fluoratum
Zahnfleischerkrankungen ▸ **Seite 103**	blasses, empfindliches Zahnfleisch	Nr. 2 Calcium phosphoricum
	Zahnfleisch mit rotem Saum und Zahnfleischbluten	Nr. 5 Kalium phosphoricum
	schlaffes, empfindliches Zahnfleisch, auch bei Parodontose (Zahnfleischschwund)	Nr. 1 Calcium fluoratum und Nr. 11 Silicea im halbtäglichen Wechsel
Zahnschmerzen ▸ **Seite 104**	bei Entzündungen der Mundschleimhaut	Nr. 3 Ferrum phosphoricum
	bei leicht blutendem Zahnfleisch	Nr. 5 Kalium phosphoricum
	bei periodisch auftretenden Schmerzattacken	Nr. 7 Magnesium phosphoricum
	mit vermehrtem Speichelfluss	Nr. 8 Natrium chloratum
	in Verbindung mit Rheuma	Nr. 12 Calcium sulfuricum
Zungenentzündung ▸ **Seite 104**	bei dunkelroter, geschwollener Zunge	Nr. 3 Ferrum phosphoricum/Arzt
	bei verhärteter Zungenoberfläche	Nr. 1 Calcium fluoratum/Arzt
	mit weißlich grauem Belag	Nr. 4 Kalium chloratum/Arzt

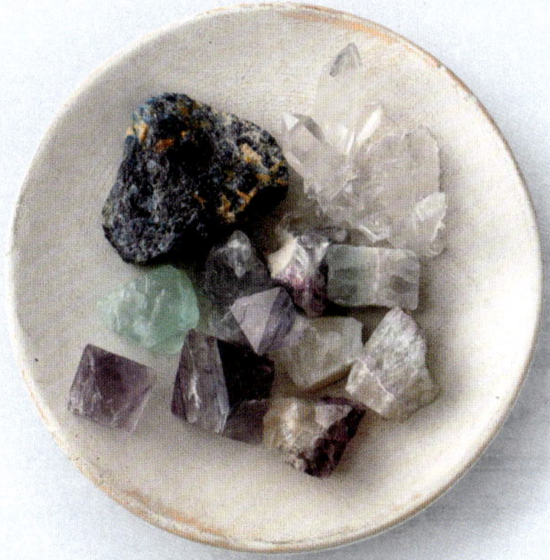

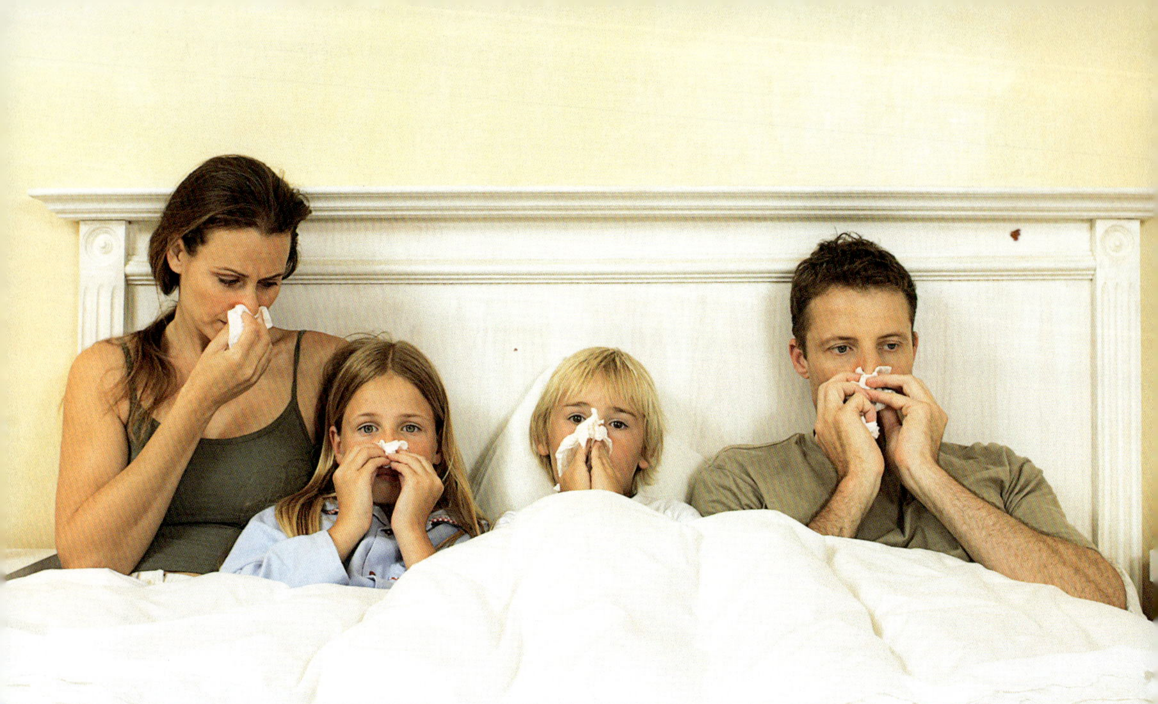

ALLGEMEINE BESCHWERDEN VON A BIS Z

Abwehrschwäche (Immundefizit)

Eine Abwehrschwäche (Immunschwäche) erkennt man am häufigen Auftreten von Infektionskrankheiten (etwa Erkältungen) oder Hautentzündungen. Der Körper kann sich vor eindringenden Bakterien und Viren nicht mehr ausreichend schützen und ist somit Erregern mehr oder weniger ausgeliefert.

Ein häufiger Grund für diese Störung ist die Einnahme von Antibiotika, die nicht nur krank machende Erreger vernichten, sondern auch die sehr hilfreichen Darmbakterien nachhaltig schädigen. Denn die Darmflora steht in enger Verbindung mit dem Immunsystem, das uns vor eindringenden Fremdkeimen schützt und dessen größter Teil im Darmbereich konzentriert ist. Darüber hinaus stellen Darmbakterien lebenswichtige Vitamine her und helfen bei der Versorgung der Darmschleimhaut mit Nährstoffen (wie Vitaminen) aus der Nahrung. Ist die Darmschleimhaut geschädigt, können Krankheitserreger ungehindert in den Körper eindringen, darüber hinaus kann es zu Vitaminmangel kommen. Schüßler-Salze helfen dem Körper, die Produktion neuer Abwehrzellen zu veranlassen, und sie regen diese dazu an, gezielt und verstärkt gegen eindringende Krankheitskeime vorzugehen.

- Mit dem »Immun-Schema« (siehe unten) können Sie innerhalb von zwölf Wochen das Abwehrsystem stabilisieren.

MEIN PERSÖNLICHER TIPP

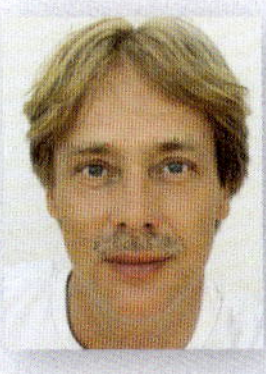

DAS IMMUN-SCHEMA FÜR EINE INTAKTE ABWEHR

- Nr. 3 Ferrum phosphoricum D12: 3-mal täglich 2 Tabletten (Kinder 3-mal je 1 Tablette) über 4 Wochen hinweg.
- Anschließend Nr. 7 Magnesium phosphoricum D6: Dosierung und Dauer wie oben beschrieben.
- Anschließend Nr. 6 Kalium sulfuricum D6 und Nr. 10 Natrium sulfuricum D6: Dosierung und Dauer wie oben beschrieben.

- Auch Nr. 11 Silicea D12 wirkt anregend auf die Aktivität der Abwehrzellen. Es kann ersatzweise für Nr. 6 Kalium sulfuricum D6 im Immun-Schema eingesetzt werden.

Angstgefühl/nervöse Unruhe (Anxietas)

Das Angstgefühl ist eine nervöse Störung, die streng genommen keine Krankheit darstellt. Die unterschwellige Angst vor bestimmten Dingen ist gepaart mit Schüchternheit und Angst vor Kontakt oder vor Aufgaben. Gelegentlich treten körperliche Symptome wie feuchte Hände oder eine belegte Stimme dabei auf.

- Nehmen Sie Nr. 6 Kalium sulfuricum D6 in der üblichen Dosierung ▸ **siehe Seite 19** so lange ein, bis das Angstgefühl verschwindet.

Antriebslosigkeit (Adynamie)

Kraft- oder Antriebslosigkeit gehört entweder zu einer Krankheit (zum Beispiel Muskelschwäche) oder tritt als Folge schwerer Krankheiten (wie Infektionen) auf. In manchen Fällen besteht sie auch ohne ersichtlichen körperlichen Grund.

- Nr. 5 Kalium phosphoricum D6: morgens 10 Tabletten in heißem Wasser (»Heiße Sieben«, ▸ **siehe Seite 19**), nüchtern und möglichst warm schluckweise trinken; bei Bedarf 2- bis 3-mal täglich.

Bänder- und Sehnen-Erkrankungen

Bänder und Sehnen halten im Körper Knochen, Gelenke und Organe zusammen und stellen die Verbindung zu den Muskeln her. Als Erkrankungen von Bändern und Sehnen kommen unfallbedingte Verletzungen (zum Beispiel Bänderriss) ebenso wie Entzündungen infrage.

Entzündungen treten vor allem nach starker und häufiger, manchmal auch nach ungewohnter Belastung auf, wie vor allem der weit verbreitete Tennisarm sehr deutlich zeigt: Durch Belastung wird dabei eine Entzündung der Sehnen am Unterarm ausgelöst (Tendinitis).

- Bei Sport- oder anderen Verletzungen an Bändern und Sehnen sowie bei belastungsbedingten Entzündungen nehmen Sie als erstes Mittel Nr. 3 Ferrum phosphoricum D12.
- Wenn der Heilprozess stagniert, hilft Nr. 4 Kalium chloratum D6.
- Beide Salze können zusätzlich als Salbe, auch in Form eines Salbenumschlags ▸ **siehe Seite 25** angewendet werden, am besten über Nacht.
- Bei akuten und chronischen Sehnenscheidenentzündungen, wie sie oft nach einseitiger Belastung (Musizieren, Schreiben, Tennisspielen) auftreten, hat sich das »Tennisarm-Schema« (siehe Tipp oben) bewährt.

MEIN PERSÖNLICHER TIPP

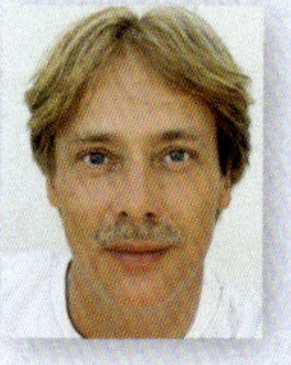

DAS TENNISARM-SCHEMA

Bei Tennisarm empfehle ich Ihnen Salbenumschläge über Nacht nach folgendem Schema:

- 1 Woche lang Salbe Nr. 3 Ferrum phosphoricum
- 4 Wochen lang Salbe Nr. 4 Kalium chloratum
- 4 Wochen lang Salbe Nr. 11 Silicea

Bindehautentzündung (Konjunktivitis)

Die Bindehäute der Augen können sich durch mechanische (Verletzung), chemische (Dämpfe, Chemikalien) und bakterielle Einflüsse (Infektion) entzünden. Eine augenärztliche Klärung der Ursache ist in jedem Fall notwendig.

- Bei einer Rötung der Bindehaut ohne Absonderung: Nr. 3 Ferrum phosphoricum D12.
- Bei einer Entzündung der Bindehaut mit weißlicher Absonderung: Nr. 4 Kalium chloratum D6.
- Bei einer Entzündung der Bindehaut mit wässriger Absonderung: Nr. 8 Natrium chloratum D6.

- Bei einer Entzündung der Bindehaut mit eitriger Absonderung: Nr. 9 Natrium phosphoricum D6, wenn damit keine Besserung: Nr. 11 Silicea D12.

Bläschenausschlag (Vesicula, vesikuläres Exanthem, Herpes)

Bläschen sind ein Begleitsymptom verschiedener Hauterkrankungen. Für die biochemische Behandlung ist wichtig, wie der Inhalt der Bläschen beschaffen ist.

- Bläschen mit gelblich wässrigem Inhalt: Nr. 4 Kalium chloratum D6.
- Bläschen mit dunkelgelbem Inhalt: Nr. 10 Natrium sulfuricum D6.
- Bläschen mit dicklich gelbem, eitrigem Inhalt: Nr. 9 Natrium phosphoricum D6; tritt keine Besserung ein: Nr. 11 Silicea D12.
- Bläschen mit weißlich dickem Inhalt (wie Schleim): Nr. 2 Calcium phosphoricum D6.
- Bläschen mit stinkendem Inhalt: Nr. 5 Kalium phosphoricum D6.
- Bläschen mit wasserhellem Inhalt: Nr. 8 Natrium chloratum D6.

Blasenentzündung/Blasenkatarrh (Zystitis)

Die akute Blasenentzündung (Blasenkatarrh) ist meist eine durch Bakterien hervorgerufene Infektion, doch auch Viren und Hefepilze kommen als Erreger vor. Die noch milderen Symptome sind häufiges Wasserlassen, Brennen beim Abgang von Urin sowie nächtlicher Harndrang; bei einer schlimmeren Entzündung ist Blut im Urin, Kinder haben oft auch Schmerzen im unteren Bauchbereich. Erfolgt die Behandlung nicht rechtzeitig, steigen Bakterien von der Blase in die Harnleiter oder sogar bis in die Nieren auf; dadurch kann es zu einer weitaus schlimmeren Entzündung (Infektion) mit begleitendem Fieber kommen. Mit einer Blasenentzündung ist nicht zu spaßen, deswegen unbedingt rechtzeitig den Arzt aufsuchen! Ergänzend zur ärztlichen Therapie:

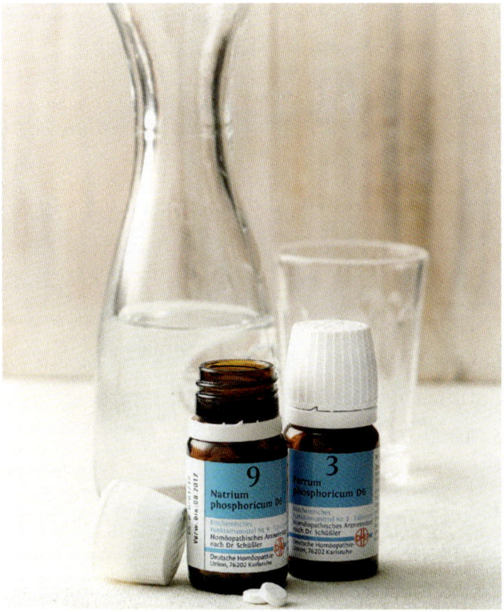

Die Schüßler-Salze Nr. 3 und Nr. 9 sind die wichtigsten Salze bei einer akuten Blasenentzündung.

- Bei akutem Blasen- oder Harnwegskatarrh: Am ersten Tag möglichst alle 15 Minuten 1 Tablette Nr. 3 Ferrum phosphoricum D12; vom zweiten Tag an stündlich 1 Tablette Nr. 9 Natrium phosphoricum D6. Beide Salze können bei Besserung der Symptome vom dritten Tag an auch über den Tag verteilt im Wechsel eingenommen werden, und zwar je 3-mal 2 Tabletten, bis die Beschwerden verschwunden sind. Zusätzlich viel trinken.
- Bei chronischem Blasen- oder Harnwegskatarrh: Nr. 11 Silicea D12.

Durchfall (Diarrhoe)

Treten mehr als drei nicht geformte bis wässrige Stühle pro Tag auf, spricht man von Durchfall. Ursache können Infektionen des Magen-Darm-Trakts (durch Bakterien, Viren, Hefe- und Schimmelpilze), Medikamente, Nahrungsmittelallergien oder -unverträglichkeiten, entzündliche Darmerkrankungen oder auch psychische Labilität sein.
Beachten Sie bei Durchfällen (vor allem bei Kindern), dass häufige Stuhlentleerungen schnell zur Austrocknung mit Verlust von Elektrolyten (lebensnotwendige Salze) führen. Dies ist ein lebensgefährlicher Zustand: Suchen Sie bei nicht nachlassendem Durchfall und zunehmender Schwäche bitte sofort einen Arzt auf!

- Bei Durchfall mit übel riechendem Stuhl: Nr. 5 Kalium phosphoricum D6.
- Wässriger und schleimiger Durchfall: Nr. 8 Natrium chloratum D6, alle 5 bis 15 Minuten 1 Tablette bei Erwachsenen und Kindern.
- Gelblich wässriger Durchfall: Nr. 10 Natrium sulfuricum D6.
- Morgens Durchfall nach dem Frühstück: Nr. 10 Natrium sulfuricum D6.
- Weiß-schleimiger Durchfall: Nr. 4 Kalium chloratum D6.
- Durchfall mit unverdauten Nahrungsresten: Nr. 3 Ferrum phosphoricum D6.
- Sauer riechende Durchfälle (oft bei Kleinkindern): Nr. 9 Natrium phosphoricum D6.
- Wässriger Durchfall mit Bauchkrämpfen: Nr. 7 Magnesium phosphoricum D6.

Erbrechen (Emesis)

Erbrechen ist keine Krankheit, sondern gilt als begleitendes Symptom einer körperlichen, aber auch psychischen Störung. Diese können sein: Magen-Darm-Entzündung, die Reaktion auf Medikamente, Kolik, Schwangerschaft, Herzinfarkt, Lebensmittel- oder Genussmittelvergiftung, aber auch eine psychische Krankheit (wie nervöse Magersucht). Ist die Ursache nicht klar (das ist sie etwa bei zu viel Alkohol oder Essen), dann sollte ein Arzt hinzugezogen werden. Wird Blut erbrochen, bitte sofort zum Arzt!

- Bei Erbrechen nach dem Essen, auch mit saurer Flüssigkeit: Nr. 3 Ferrum phosphoricum D12.

- Erbrechen von Galle (gelbe, bittere und dicke Flüssigkeit): Nr. 10 Natrium sulfuricum D6.
- Erbrechen von zähem, durchsichtigem Schleim: Nr. 8 Natrium chloratum D6.
- Erbrechen von wässriger Flüssigkeit: Nr. 8 Natrium chloratum D6.
- Erbrechen von weißem Schleim: Nr. 4 Kalium chloratum D6.
- Erbrechen von saurer Flüssigkeit: Nr. 9 Natrium phosphoricum D6.
- Erbrechen während des Zahnens (Säuglinge): Nr. 2 Calcium phosphoricum D6.
- Bei Reiseübelkeit: Nr. 9 Natrium phosphoricum D6, einige Tage vor der Reise mit der Einnahme beginnen.

Erkältungskrankheiten (grippale Infekte, Katarrhe)

Wer kennt sie nicht, die klassischen Erkältungskrankheiten wie Hals-, Mandel-, Ohren- und Rachenentzündungen, Schnupfen und Husten (Bronchitis). Meist ist eine Ansteckung mit Erregern (Bakterien oder Viren) die Ursache. Treten Erkältungen häufig, zum Beispiel mehrere Male nacheinander im Abstand von wenigen Wochen auf, liegt der Verdacht auf eine Abwehrschwäche ▸ **siehe Seite 74 f.** nahe.

Behandeln Sie Erkältungskrankheiten – mit Ausnahme der unten aufgezählten Fälle – immer nach dem Entzündungs-Schema ▸ **siehe Seite 21 f.**

- Mund- und Rachenschleimhäute gerötet und schmerzhaft: Nr. 3 Ferrum phosphoricum D12.
- Weiße Absonderungen/Ablagerungen an den Mund- und Rachenschleimhäuten: Nr. 4 Kalium chloratum D6.
- Bei durchsichtigem, blasigem Schleim auf Zunge und/oder an Mund- und Rachenschleimhaut: Nr. 8 Natrium chloratum D6.

MEIN PERSÖNLICHER TIPP

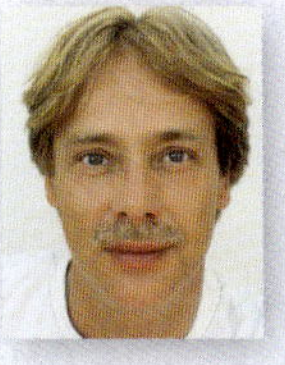

HEILSAMER MINI-STROM

Krankheiten, die durch Viren, Bakterien und Pilze ausgelöst werden, sind nicht immer mit Schüßler-Salzen allein erfolgreich zu behandeln. Auch wenn die Wirkung bei einigen Wissenschaftlern umstritten sein mag, habe ich in meiner Praxis gute Erfahrungen mit dem zusätzlichen Einsatz verschiedener Zapper gesammelt – das sind kleine Geräte, die bestimmte elektronische Frequenzen übertragen. Die Wirkung beruht vermutlich darauf, dass Erreger mit diesen verschiedenen Frequenzen gehemmt werden können. Die Geräte sind klein und handlich und einfach anzuwenden.

Falten (Plicae)

Natürlich sind Falten keine Krankheit, sondern ein kosmetisches Problem – dennoch muss man sie nicht einfach so hinnehmen. Falten sind ein Zeichen dafür, dass der Haut die notwendige Spannung fehlt. Sie entstehen nicht nur durch das Altern, sondern häufig auch nach schweren, auszehrenden Erkrankungen.
Bemühen Sie bei der Mittelwahl die Signaturen-Diagnostik, denn es kommen mehrere Mittel in Betracht.

- Bei Gesichtsfältchen, vor allem an und unter den Augenlidern, auch bei Schwangerschaftsstreifen und schlaffer Bauchhaut: Nr. 1 Calcium fluoratum D12.
- Bei »Krähenfüßen«, vorzeitigen Altersfalten und schlaffer Haut: Nr. 11 Silicea D12.
- Bei faltigen Wangen und fettiger Haut: Nr. 10 Natrium sulfuricum D6.

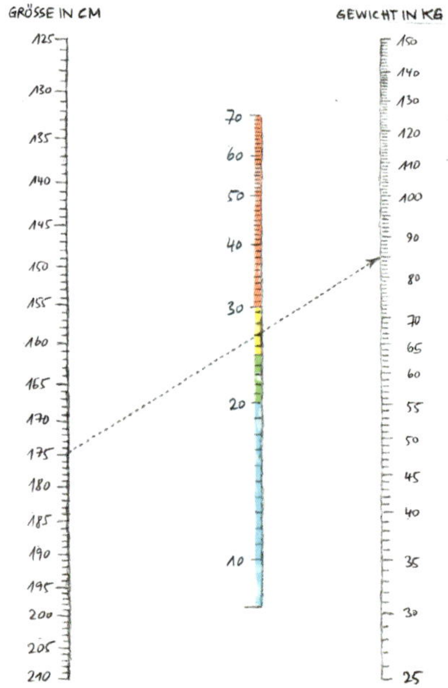

Die Linie zwischen Größe und Gewicht zeigt den BMI an. Die Farben blau bis rot kennzeichnen die Stufen von Untergewicht bis starkes Übergewicht.

Fettsucht (Adipositas)

Von Adipositas, der Fettsucht, spricht man, wenn ein Mensch einen Body-Mass-Index (BMI) von 30 übersteigt; als übergewichtig bezeichnet man Personen, deren BMI über 25 liegt. Selbstverständlich variiert der Index – abhängig von Alter und Geschlecht – am oberen oder unteren Ende dieses Bereichs. Ihren persönlichen Grenzwert können Sie der Tabelle oben entnehmen. Wenn Sie Ihren BMI errechnen wollen, benötigen Sie die Körpergröße in Zentimeter und das Gewicht in Kilogramm.
BMI = Gewicht geteilt durch (Körpergröße in m x Körpergröße in m).
Ein Beispiel: Die Körpergröße beträgt 180 cm, das Gewicht 70 kg.
Körpergröße im Quadrat:
1,80 m x 1,80 m = 3,24 m^2.
Gewicht (70 kg) durch diesen Wert (3,24 m^2) teilen (dividieren):

$BMI = 70 \text{ kg} : 3{,}24 \text{ m}^2 = 21{,}60 \text{ kg/m}^2$

Die betreffende Person liegt also im grünen Bereich mit ihrem Gewicht.

Die Ursache für erhöhtes Gewicht liegt meist in einer Störung der Energiebilanz. Konkret heißt das, dass die Nahrungszufuhr zu hoch ist und meistens auch zugleich qualitativ schlechte Nahrungsmittel (zu hohe Fett- und Zuckerzufuhr) verzehrt werden. Die Nahrungsverwertung im Körper – ob jemand Nahrung gut oder schlecht verwertet – kommt zusätzlich dazu.

TIPP

SCHLANK MIT DEM ADIPOSITAS-SCHEMA

Die folgenden Salze helfen Ihnen beim Abnehmen, wenn Sie sie wie folgt einnehmen:

- Vor dem Frühstück: Nr. 5 Kalium phosphoricum D6
- Vor dem Mittagessen: Nr. 10 Natrium sulfuricum D6
- Vor dem Abendessen: Nr. 9 Natrium phosphoricum D6
- Jeweils 10 Tabletten in heißem Wasser auflösen, mit einem Löffel umrühren und warm schluckweise trinken. Wer kein Glas zur Hand hat, kann die Tabletten nacheinander im Mund zergehen lassen.

Neben reichlich Bewegung und einer eingeschränkten Kalorienzufuhr – das heißt, man sollte weniger und vollwertig essen – hilft die Biochemie begleitend.

- Das Adipositas-Schema (siehe links), über mehrere Wochen bis Monate eingehalten, normalisiert den Stoffwechsel, reguliert die Ausscheidung über Darm und Nieren und hilft dabei, den Energiehaushalt wieder in den Normbereich zu bringen.
- Zur Straffung des Bauch- und Oberschenkelgewebes: Salbe Nr. 1 Calcium fluoratum, morgens und abends in die entsprechenden Körperpartien einmassieren.

Gelenkerkrankungen (Arthropathien)

Man unterscheidet zwei Formen von Gelenkerkrankungen: Die Arthrose ist eine nicht-entzündliche Erkrankung des Gelenks, bei der sich die Gelenksubstanz verändert, sodass das Gelenk entartet (degeneriert). Am häufigsten betroffen sind die Finger-, Hand-, Schulter-, Knie- und Wirbelgelenke. Dies sind die Symptome: Schmerzen, Morgensteifheit oder sogar das Anschwellen des Gelenks. Meist nehmen die Beschwerden mit dem Alter zu und sind oft durch Leistungssport in jungen Jahren provoziert: Abnutzung durch Überbeanspruchung, Verletzungen und Unfälle, einseitige Ernährung und – meist daraus folgend – Darmpilze.

Die Arthritis dagegen ist eine entzündliche Erkrankung der Gelenke mit Anschwellung und Rötung des umliegenden Gewebes, mit Ruhe- und Spontanschmerz.
Anhaltende therapeutische Erfolge sind nur bei rechtzeitiger Behandlung zu erwarten – das heißt, Sie sollten sofort bei Beginn oder wenige Wochen nach Beginn der Beschwerden mit der Behandlung beginnen. Empfohlen werden dabei die nachfolgend genannten Schüßler-Salze.

- Das Basismittel zum Aufbau der Gelenkknorpel: Nr. 11 Silicea D12, und zwar während der gesamten Behandlungsdauer über Wochen bis Monate hinweg.
- Bei Schmerzen, die sich generell durch Bewegung verschlimmern: Nr. 3 Ferrum phosphoricum D12 als Anfangsmittel, nach einer Woche dann Nr. 4 Kalium chloratum D6; zusätzlich bei einer vom Arzt diagnostizierten Arthrose: Nr. 11 Silicea D12 als Basismittel ▸ **siehe oben**.

TIPP

BEI ARTHROSE: BLEIBEN SIE IN BEWEGUNG

Wer unter schmerzhaften Gelenkbeschwerden wie Knie- oder Hüftgelenksarthrose leidet, meidet häufig die teils sehr schmerzhafte Bewegung – mit der Absicht, seine Gelenke zu schonen. Das ist jedoch genau der falsche Weg. Sie müssen sich den Knorpel wie einen Schwamm vorstellen. Bei entartenden Gelenkerkrankungen wird der Knorpel brüchig, hart und porös (wie ein ausgetrockneter Schwamm). Vermeiden Sie nun Bewegung, schreitet der Entartungsprozess fort: Die Arthrose wird immer schlimmer. Irgendwann hilft dann nur noch ein künstliches Gelenk.
Bewegen Sie sich jedoch regelmäßig, nimmt der Knorpel wie ein Schwamm Gelenkflüssigkeit aus der Gelenkkapsel und damit Nährstoffe auf. So kann er sich regenerieren und stabilisieren. Ausdauertraining wie Laufen und Radfahren ist deshalb der beste Schutz vor einem Gelenkersatz. Beginnen Sie mit leichtem Laufen auf der Stelle und steigern Sie die Leistung auf zehn Kilometer täglich. Auch wenn dies anfangs schmerzhaft ist, der Erfolg belohnt Sie. Statt Lauftraining ist ebenso Radfahren geeignet. Steigern Sie Ihre Leistung hierbei bis auf 20 bis 40 Kilometer täglich. Wichtig: Überfordern Sie sich bei Ihren sportlichen Aktivitäten nicht und sprechen Sie vorher mit Ihrem Arzt, falls Sie beispielsweise mit dem Herzen Probleme haben.

- Bei lähmenden Schmerzen, die vor allem beim Aufstehen nach dem Sitzen auftreten, sich bei Bewegung bessern, aber bei körperlicher Anstrengung verschlimmern: Nr. 5 Kalium phosphoricum D6.
- Bei Schmerzen mit Taubheits- oder Kältegefühl oder Kribbeln, die sich in der Nacht verschlimmern: Nr. 2 Calcium phosphoricum D6.
- Bei Schmerzen, die plötzlich ins Gelenk schießen und dann die Stelle wechseln (also etwa mal über dem Gelenk spürbar sind, mal seitlich am Gelenk): Nr. 7 Magnesium phosphoricum D6.
- Bei Schmerzen, die sich bei Wärme und am Abend verschlimmern, sich bei Kälte hingegen wieder bessern: Nr. 6 Kalium sulfuricum D6.
- Bei einer schmerzhaften Gicht, die durch Harnsäureablagerungen (Purine) in den Gelenken ausgelöst wird; oft beginnen Gichtschmerzen in der großen Zehe – das Gelenk ist dann gerötet, geschwollen und schmerzt: Nr. 9 Natrium phosphoricum D6 und Nr. 11 Silicea D12, in 2-stündigem Wechsel jeweils 2 Tabletten einnehmen.
- Bei Schleimbeutelentzündung des Kniegelenks (Bursitis praepatellaris) mit Spannungsschmerzen beim Beugen und bei Schwellung (mit Lymphe oder Wasser angereichert) an der Kniescheibe: Nr. 4 Kalium chloratum D6, zusätzlich sollte das Gelenk mit der Salbe Nr. 4 Kalium chloratum eingerieben werden.
- Bei rheumatischen Beschwerden in allen Gelenken, die sich bei feuchter Witterung verschlimmern: Nr. 10 Natrium sulfuricum D6.

Gerstenkorn/Hagelkorn (Hordeolum/Chalazion)

Beim Gerstenkorn handelt es sich um eine akute eitrige Entzündung der Talg- oder Schweißdrüsen am Augenlid. Dabei kommt es zur Verhärtung und zu einer Knötchenbildung. Nicht unbedingt eitrig entzündet ist im Gegensatz dazu das sogenannte Hagelkorn (Chalazion).

- Sofort Nr. 1 Calcium fluoratum D12 und Nr. 11 Silicea D12 in 30-minütigem Wechsel jeweils 1 Tablette bis zur Besserung.
- Chronisch, ohne Entzündungszeichen, mit reizlosem derbem Knoten (Hagelkorn): Salbe Nr. 1 Calcium fluoratum.

TIPP

HEUBLUMENBAD

Bei Gelenkbeschwerden oder verspannter Rücken- und Nackenmuskulatur sollten Sie regelmäßig ein Heublumenbad nach Sebastian Kneipp nehmen. Das hilft auch bei Hautausschlägen und fördert die Entgiftung.

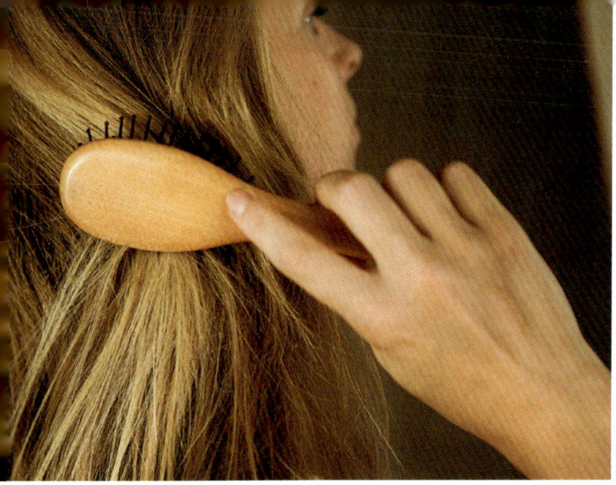

Das wichtigste Mittel bei Haarproblemen, besonders bei brüchigen Haaren, ist Nr. 11 Silicea.

Haarausfall (Alopecia)

Von krankhaftem Haarausfall spricht man, wenn mehr als 100 Haare täglich ausfallen. Die Ursachen können durch die Einnahme von Medikamenten (etwa Schilddrüsenpräparate, Zytostatika, Betablocker) oder toxisch (Thallium-, Arsen-Vergiftung) bedingt sein. Auch nach schweren Krankheiten kann Haarausfall auftreten.

TIPP

GUT KOMBINIERT

Die biochemische Haarpackung (▸ **siehe Tipp auf Seite 90**) hat sich besonders bei Haarausfall bewährt – sie versorgt die Kopfhaut optimal mit wichtigen Mineralsalzen.

Beim kreisrunden Haarausfall ist der Haarverlust auf eine runde Stelle begrenzt, etwa von der Größe einer Münze (größere und kleinere Areale), der Verlauf geht in Schüben vor sich. Die Ursache ist unbekannt.

- Bei diffusem Haarausfall: Nr. 8 Natrium chloratum D6; äußerlich Salbe Nr. 11 Silicea oder/und Silicea D12, abends 2 Tabletten. Zur Unterstützung: Nr. 8 Natrium chloratum D6 als Haarpackung ▸ **siehe Seite 90**, 2-mal wöchentlich.
- Bei kreisrundem Haarausfall: Nr. 5 Kalium phosphoricum D6; äußerlich Salbe Nr. 5 Kalium phosphoricum, in die befallene Kopfhaut morgens und abends leicht einmassieren.

Haare brüchig/gespalten (Trichoschisis/Trichoklasie)

Warum Haare brüchig werden oder die Haarspitzen sich spalten, weiß man nicht genau. Vermutet werden Einflüsse von Giftstoffen (Toxinen), die von innen (über die Nahrung, aber auch in Form von Medikamenten) oder von außen (Färbemittel, Dauerwelle) auf die Haare einwirken. Häufiges Waschen trocknet die Haare aus. Ebenso beanspruchen starke Sonneneinwirkung und extreme Klimaeinflüsse das Haar. Auch schwere Krankheiten können das Haarwachstum stören.

- Nr. 11 Silicea D12, über mehrere Wochen einnehmen.

Hämorrhoiden

Die verschiedenen Stadien von Hämorrhoiden – das sind krampfaderähnliche, knotenförmige Erweiterungen des Venengeflechts am unteren Mastdarm und am After – kann nur ein Arzt klären. Anzeichen sind Juckreiz im Afterbereich, Brennen, Nässen, Schmerzen oder Blutung beim Stuhlgang.

- Wichtig: Nach jedem Stuhlgang den Afterbereich mit einer pH-neutralen Flüssigseife reinigen.
- Zur Behandlung gehören regelmäßige Analhygiene, ballaststoffreiche Kost – ohne scharfe Gewürze – und Bewegung.
- Zur Festigung des Venengewebes: innerlich Nr. 1 Calcium fluoratum D12, äußerlich Salbe Nr. 1 (Calcium fluoratum) nach jeder Reinigung.
- Bei entzündlich gereizten Knoten: Salbe Nr. 3 Ferrum phosphoricum.

TIPP

SITZBÄDER HELFEN

Bei Juckreiz am After rate ich zu Sitzbädern. Kochen Sie zwei Esslöffel Eichenrinde aus der Apotheke in einem halben Liter Wasser 15 Minuten lang. Das Ganze durchseihen, in eine Sitzbadewanne gebenund das Bad 15 bis 20 Minuten anwenden.

Haut, trockene (Xerodermie)

Trockene Haut tritt häufig im Alter auf, aber auch bei Durchblutungsstörungen, als Begleitsymptom bei unterschiedlichen Hauterkrankungen und bei zu wenig Flüssigkeitsaufnahme. Auch häufiges Duschen kann zu einer trockenen Haut führen.

- Um den Flüssigkeitshaushalt im Körper zu regulieren, damit die Hautfeuchtigkeit sich mit der Zeit normalisiert: Nr. 8 Natrium chloratum D6 (unterstützend die Salbe).

Hautausschläge (Exantheme)

In der konventionellen Medizin wird unterschieden zwischen einer Reihe von Hautausschlägen (zum Beispiel trockene und nässende Ekzeme, Erytheme oder Flechten), die auf verschiedene Ursachen zurückzuführen sind. Diese sind unbedingt mit einem Arzt

Zerkleinerte Eichenrinde hat sich für die Anwendung von Sitzbädern bewährt.

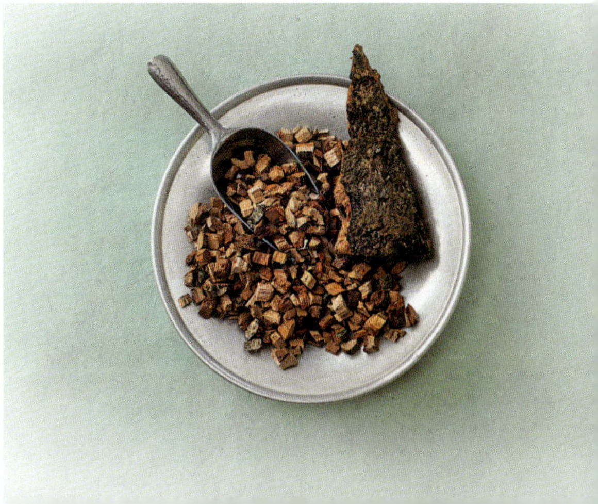

MEIN PERSÖNLICHER TIPP

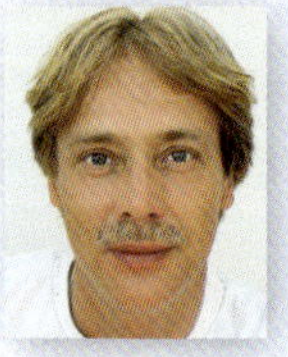

DAS SCHUPPENFLECHTE-SCHEMA BEI CHRONISCHEN BESCHWERDEN

Bei Schuppenflechte habe ich in der Praxis sehr gute Erfahrungen mit dem folgenden Schema gesammelt. Wenden Sie dieses Schema zwei bis drei Monate lang an und nehmen Sie je Salz 2 bis 4 Tabletten ein:

- Morgens: Nr. 7 Magnesium phosphoricum D6
- Mittags: Nr. 2 Calcium phosphoricum D6
- Abends: Nr. 6 Kalium sulfuricum D6
- Zusätzlich tragen Sie zweimal täglich die Salbe Nr. 1 Calcium fluoratum auf die betroffenen Hautstellen auf.

abzuklären. In der Biochemie ist für die Auswahl der geeigneten Therapien und Mittel und die Behandlung in erster Linie das Aussehen der Haut ausschlaggebend.

- Die Haut schuppt ständig, unter den Schuppen ist sie schmierig und klebrig: Nr. 6 Kalium sulfuricum D6.
- Bei Hautschüppchen, die nach dem Platzen von Bläschen auftreten: Bei mehlartigem Belag über den Schuppen: Nr. 4 Kalium chloratum D6; bei weißen Schüppchen: Nr. 8 Natrium chloratum D6.
- Bei weißlich gelben Krusten: Nr. 2 Calcium phosphoricum D6.
- Bei aufgeplatzten Bläschen mit Eiterkrusten: Nr. 11 Silicea D12.
- Bei nässenden Hautausschlägen: Nr. 10 Natrium sulfuricum D6; falls es nicht hilft: Nr. 9 Natrium phosphoricum D6.
- Bei Hautausschlägen nach Impfungen: Nr. 4 Kalium chloratum D6.
- Bei Hautausschlägen im Zusammenhang mit einer Gürtelrose unterstützend zur ärztlichen Behandlung: Nr. 8 Natrium chloratum D6.
- Bei Hautveränderungen durch Schuppenflechte unterstützt das Schuppenflechte-Schema unten die Behandlung.

Hautjucken (Pruritus)

Das Jucken der Haut kann ein Begleitsymptom verschiedener Hauterkrankungen, aber auch innerer Erkrankungen sein. Lassen Sie unbedingt die Ursache vom Arzt oder Heilpraktiker klären.

- Um den Juckreiz zu verringern: Nr. 7 Magnesium phosphoricum D6, Salz und Salbe.
- Bei Hautjucken vor allem für ältere Menschen: Unbedingt Nr. 2 Calcium phosphoricum D6, als Salz und als Salbe. Wichtig im Alter: ausreichend trinken (mindestens 1,5 Liter pro Tag – bevorzugt Wasser, Kräutertee, Saft ohne Zucker)!

Hautschrunden, rissige Haut, Hornhaut

Rissige Haut und Hautschrunden – meist an Fingerspitzen oder Füßen – zeigen, dass die Haut ausgetrocknet ist. Dies kann ebenso durch häufiges Geschirrspülen geschehen wie etwa durch eine Hautpilzinfektion. Hornhaut dagegen ist eine Verhärtung der Haut, wenn empfindliche Stellen wie Fingerkuppen und Fersen stark belastet werden – übermäßige Hornhautbildung kann krankhaft bedingt sein (Hyperkeratose).

- Bei Hautschrunden, Einrissen und übermäßiger Hornhaut: Nr. 1 Calcium fluoratum D12 innerlich; oft ist es ausreichend, die Salbe Nr. 1 Calcium fluoratum mehrmals täglich aufzutragen.
- Bei sehr trockener Haut: Nr. 8 Natrium chloratum D6 über einige Wochen einnehmen.
- Vermeiden Sie Reizeinflüsse wie häufiges Geschirrspülen; tragen Sie Gummihandschuhe.

▸ **Siehe auch Seite 85**; Haut, trockene.

Heimweh (Nostalgie)

Heimweh ist das quälende Gefühl von Sehnsucht zum Beispiel nach der vertrauten Umgebung oder einem vertrauten Menschen – Kinder leiden häufig darunter. Symptome sind Schlafstörungen, Trauer, Weinen und seelische Verstimmungen.

- Symptome wie oben beschrieben: Nr. 5 Kalium phosphoricum D6.
- Bei innerer Verkrampfung: Nr. 7 Magnesium phosphoricum D6.

Hühneraugen (Clavus pedis)

Durch zu enge Schuhe oder anderen Druck können sich an Zehen, Fußballen oder Fersen kegelartige Hornhautdorne bilden, die beim Gehen schmerzen. Für die Behandlung müssen Sie etwas Geduld aufbringen: Falls eines der empfohlenen Salze oder eine Salbe nicht wirkt, versuchen Sie es mit den anderen.

- Mit weißer Kruste oder Auflagerung: Nr. 4 Kalium chloratum D6.
- Mit gelblicher Kruste: Nr. 10 Natrium sulfuricum D6.
- Mit eitrig entzündetem Rand, ebenso wie bei allgemein empfindlicher Haut: Nr. 11 Silicea D12.
- Bei sehr harten Hühneraugen: Nr. 1 Calcium fluoratum D12.

TIPP

KLEINER SEELENTRÖSTER

Bei Heimweh ebenso wie bei Sehnsucht nach einer vertrauten Person, die gerade nicht da sein kann, stärken Sie Körper und Seele mit den Salzen Nr. 5 und Nr. 7.

Husten (Tussis)

Husten ist begleitendes Symptom einer akuten und/oder chronischen Bronchitis, tritt aber auch bei Herzbeschwerden, Bronchialasthma und beim Einatmen von Staub und Fremdkörpern auf. Bei gleichzeitig leichtem Schmerz hinter dem Brustbein und erhöhter Temperatur besteht Verdacht auf eine Entzündung der Bronchialschleimhäute (Bronchitis).

- Bei normalem Husten: Gehen Sie wie bei genanntem Entzündungs-Schema ▸ **siehe Seite 21 f.** vor.
- Bei Krampfhusten, der oft nachts auftritt: die »Heiße Sieben« ▸ **siehe Seite 19**, mehrmals im Abstand von 30 Minuten trinken; bei Kindern genügt die halbe Tablettendosis (5 Tabletten).

Insektenstiche (Urticarielle Papel)

Insektenstiche verursachen Rötung und Schwellung, Juckreiz und/oder Schmerz. Bei Stichen von Mücken und Bremsen ist die Biochemie ausreichend, bei anderen Stichen als Unterstützung empfehlenswert. Bei Stichen in Mund und Rachen sofort den Arzt aufsuchen!

- Zur äußeren Behandlung: Salbe Nr. 8 Natrium chloratum. Sollten Sie die Salbe nicht zur Hand haben, dann können Sie auch einfach einige Natrium-chloratum-Tabletten in warmem Wasser oder in etwas Speichel auflösen und diesen Brei mehrmals täglich auf die betroffene Stelle streichen.

TIPP

SCHNELLE HILFE BEI MÜCKENSTICHEN

Schüßler-Salze als Erste-Hilfe-Maßnahme bei Mückenstichen minimieren rasch den Juckreiz und die Schwellung.

Knochenerkrankungen (Osteopathien)

Knochenbrüche (Frakturen) zählen zu den häufigsten Knochenerkrankungen. Die Symptome sind heftige Schmerzen an der Bruchstelle sowie abnorme Beweglichkeit und Fehlstellung des Gelenks. Frakturen erfordern stets eine ärztliche Behandlung, die allerdings mit Schüßler-Salzen sehr gut unterstützt werden kann.

Knochenhaut-Entzündungen (Periostitiden), die sich durch Schmerzen an der Haut direkt über dem Knochen äußern, treten vorwiegend an hautnahen Knochen (wie dem Schienbein) auf und können durch direkte äußere Einwirkung (Fall, Sturz, Reibung) entstehen.

Die Biochemie fördert das Knochenwachstum, indem sie die Versorgung mit den notwendigen Mineralstoffen gewährleistet – das bringt die Schmerzen häufig zum Abklingen.

- Bei Entzündungen der Knochenhaut (Periostitis): Nr. 11 Silicea D12.
- Wenn Knochen leicht brechen, bei Knochenerweichung (Osteomalazie; mit Knochenschmerzen, Knochenverformung und Watschelgang) und Knochenschwund (Osteoporose; mit Schmerzen von Muskeln, Sehnen und Gelenken, Schmerzen nach Brüchen und Krümmung der Wirbelsäule): Nr. 1 Calcium fluoratum D12, Nr. 2 Calcium phosphoricum D6 und Nr. 11 Silicea D12 im Wechsel über den Tag verteilt einnehmen (je 2-mal 2 Tabletten).
- Nach Knochenbrüchen: Nr. 2 Calcium phosphoricum D6, lässt die Bruchenden schneller zusammenwachsen.
- Bei Kindern, die während des Wachstums unter Schmerzen an Armen und Beinen leiden: Nr. 2 Calcium phosphoricum D6; die Salbe unterstützt die Knochenbildung, die schmerzenden Extremitäten 2-mal täglich sorgfältig damit einreiben.

Kopfschmerzen (Cephalgie)

Kopfschmerzen zeigen stets Störungen im Körper an. Ursachen sind häufig nervöse Anspannung, Stress, Kreislaufkrisen, hoher oder niedriger Blutdruck oder aber muskuläre Verspannungen. Bei Migräne handelt es sich um eine Erkrankung mit Kopfschmerzattacken, begleitet von Symptomen wie Schwindel, Übelkeit, Lichtempfindlichkeit, Erbrechen und Schwitzen. Eine ärztliche Abklärung der Ursachen ist bei unklaren Kopfschmerzen und Migräne stets notwendig. Harmlose Kopfschmerzen treten auch nach übermäßigem Alkohol- und Nikotingenuss auf oder durch Wettereinflüsse. Für die Auswahl der biochemischen Salze sind die Begleitsymptome und die Art des Schmerzes von Bedeutung:

- Bei allen Kopfschmerzen als Akutmittel: Nr. 7 Magnesium phosphoricum D6 als »Heiße Sieben« ▸ siehe Seite 19, auch mehrmals täglich im Abstand von einer halben Stunde.

INFO

KNOCHEN, DIE STÜTZE UNSERES LEBENS

Knochenwachstumsstörungen bei Kindern und Jugendlichen – oft vorübergehender Natur – machen sich durch meist nächtliche Schmerzen vorwiegend an den Beinen bemerkbar. Außer den Schmerzen gibt es keinen krankhaften Befund. Als Ursachen werden Belastungen der Knochen im Verlauf des Längenwachstums angenommen. Bösartige Knochenerkrankungen müssen vom Arzt ausgeschlossen werden.

- Bei Hitzegefühl, Gesichtsröte, Druck, Klopfgefühl (Pochen) oder Stechen im Kopf, das sich beim Bücken und bei Bewegung verschlimmert: Nr. 3 Ferrum phosphoricum D12.
- Bei Schmerzen mit Erbrechen von Gallensekret (gelber Schleim): Nr. 10 Natrium sulfuricum D6.
- Bei Schmerzen mit Erbrechen von durchsichtigem, wasserähnlichem Schleim: Nr. 8 Natrium chloratum D6.
- Bei Schmerzen mit Erbrechen von Nahrung: Nr. 3 Ferrum phosphoricum D12.
- Bei Schmerzen mit Würgen von weißem Schleim: Nr. 4 Kalium chloratum D6.
- Bei heftigen und in Attacken einschießenden Kopfschmerzen, die immer wieder an anderer Stelle auftreten: Nr. 7 Magnesium phosphoricum D6.
- Bei blassen, reizbaren Menschen: Nr. 5 Kalium phosphoricum D6.
- Bei Schmerzanfällen, die mit großer körperlicher Schwächung einhergehen: Nr. 5 Kalium phosphoricum D6.
- Bei Schmerzen, die sich in Wärme und abends verschlimmern und in kühler Luft bessern: Nr. 6 Kalium sulfuricum D6.
- Bei gleichzeitiger Verstopfung und wenn die Zunge mit hellem Schleim belegt ist: Natrium chloratum D6.

TIPP

DIE BIOCHEMISCHE HAARPACKUNG GEGEN SCHUPPEN

- Lösen Sie abends 10 bis 20 Tabletten Nr. 8 Natrium chloratum D6 in einer Tasse mit heißem Wasser auf. Lassen Sie die Mischung auf Handwärme abkühlen: Dann ins Haar massieren und alles mit einem Handtuch umhüllen. Waschen Sie am nächsten Morgen das Haar normal.
- Bei Seborrhoe: Nr. 9 Natrium phosphoricum D6 im Wechsel mit Nr. 6 Kalium sulfuricum D6.

Kopfschuppen (Squamae)

Ein gewisses Maß an Kopfschuppen ist normal. Schuppt die Kopfhaut aber übermäßig, sodass kurz nach dem Waschen bereits neue Schuppen auftreten, können dem verschiedene Ursachen zugrunde liegen. Bei der Seborrhoe und der seborrhoischen Dermatitis liegt eine krankhafte Absonderung der Kopfhauttalgdrüsen mit Abschuppung vor. Bei der Schuppenflechte (Psoriasis) tritt die Schuppung nicht nur am Kopf, sondern auch an Handtellern, Fußsohlen, Arm- und Kniebeugen auf. Es bestehen gleichzeitig mehrere Herde.

- Bei Kopfschuppen, auch mit trockener Kopfhaut: 2-mal wöchentlich eine Haarpackung über Nacht einwirken lassen.

- Bei winzigen Hautschuppen, die wie Kleie aussehen: Nr. 10 Natrium sulfuricum D6.
- Bei Schuppenflechte mit Kopfhautbeteiligung: Biochemische Haarpackung ▸ **siehe Tipp Seite 90**, in diesem Fall jedoch mit Nr. 6 Kalium sulfuricum D6 statt Nr. 8 Natrium chloratum D6.

Krampfadern (Varicosis, Varizen)

Bei Krampfadern sind die oberflächlichen Beinvenen erweitert, die Venenklappen schließen nicht mehr vollständig. Dadurch kommt es zu prall gefüllten, bläulich schimmernden Venen an Ober- und Unterschenkeln und dem Gefühl, dass die Beine schwer sind. Bevorzugt nachts können Spannungsgefühl und Wadenkrämpfe hinzukommen. Betroffene klagen häufig über Schmerzen in den Kniekehlen und geschwollene Beine, vor allem nach langem Stehen und nachts. Die Ursache dafür ist in 90 Prozent der Fälle eine konstitutionelle, oft ererbte Bindegewebs- und Venenwandschwäche; auch hormonelle Einflüsse (etwa während der Schwangerschaft) und mechanische (bei stehenden Berufen) kommen infrage.

Besenreiser-Varizen sind kleine, erweiterte Venen an Fußrändern und Oberschenkeln (meist bei Frauen), die selten Schwierigkeiten verursachen. Die biochemische Behandlung bekämpft die Bindegewebs- und Venenwandschwäche.

- Zur Festigung der erschlafften Venenwände: Nr. 1 Calcium fluoratum D12 sowie Nr. 11 Silicea D12.
- Bei Krampfadern und Besenreiser-Varizen: zusätzlich die Salbe Nr. 1 Calcium fluoratum morgens und abends leicht in die Beine einklopfen.
- Wenn zusätzlich die Beine geschwollen sind: Lesen Sie bitte auch »Schwellungen der Unterschenkel« ▸ **siehe Seite 100**.

WICHTIG

BEI VENENPROBLEMEN

Wenn Sie häufig Probleme mit den Venen haben, suchen Sie wegen der Gefahr von Venenentzündung und/oder Thrombosen einen Arzt auf!

Kreislaufschwäche (Regulationsstörung)

Für vorübergehende Kreislaufschwächen mit Schwindel und Benommenheit gibt es verschiedene Ursachen: rasches Aufrichten nach Bücken, körperliche Überanstrengung, niedriger Blutdruck, Schwäche nach Krankheiten. Bei immer wiederkehrender Schwäche sollten Sie den Arzt aufsuchen.

- Zur Kräftigung nach Überanstrengung und Schwächung: Nr. 5 Kalium phosphoricum D6.

TIPP

SCHIELE-FUSSBAD

Das ansteigende Fußbad (Schiele-Fußbad) ist ein Kreislauftraining für zu Hause. Wie's gemacht wird, lesen Sie ab Seite 22.

- Kreislaufschwäche bei Personen, die ein blasses Aussehen haben: Nr. 2 Calcium phosphoricum D6.
- Kreislaufschwäche und Müdigkeit, wenn dunkle Augenschatten (vor allem an den inneren Augenwinkeln) vorhanden sind: Nr. 3 Ferrum phosphoricum D12.

TIPP

SPORT ALS THERAPIE

Bei Zirkulationsstörungen, das heißt, wenn der Blutdruck schnell absinkt, sich aber auch rasch wieder erholt, ist regelmäßige Bewegung wie Wandern, Ausdauersport oder Schwimmen die beste Therapie. Sie regeneriert Ihre Gelenke, stabilisiert Ihr Kreislaufsystem und verbessert die Verdauungsleistung. Werden Sie zwei- bis dreimal wöchentlich aktiv – dann ist Ihr Training besonders effektiv.

Lichtempfindlichkeit (Photodynie, Photosensibilität)

Lichtempfindlichkeit kann ohne besondere Gründe auftreten, ist aber auch Zeichen von Überanstrengung und Begleitsymptom von Krankheiten (Migräne, Tränenträufeln, Lidkrampf).

- Generell bei harmloser Lichtempfindlichkeit ohne andere Symptome: Nr. 8 Natrium chloratum D6.
- Nach Überanstrengung der Augen: Nr. 5 Kalium phosphoricum D6.

Lippen, trocken und rissig (Cheilosis)

Sonne, Regen und Wind können dazu beitragen, dass empfindlichen Menschen die Lippen austrocknen, aufplatzen und sich entzünden. Fettstifte bessern das Übel nicht, weil die Lippen dann kaum noch eigene Feuchtigkeit bilden und ständig Lippenpflegestifte verwendet werden müssen.

- Bei aufgesprungenen und verhärteten Lippen: Salbe Nr. 1 Calcium fluoratum 3 bis 10 Tage lang anwenden, bei Verhärtungen auch länger.
- Bei entzündeten, schmerzenden Lippen: Salbe Nr. 3 Ferrum phosphoricum am ersten Tag ¼- bis ½-stündlich auftragen.
- Zur Nachbehandlung: Salbe Nr. 8 Natrium chloratum und Salz Nr. 8 Natrium chloratum D6 für 2 bis 3 Wochen.

Magen- und Darmschleimhautentzündung (Gastritis, Enteritis, Colitis, Appendizitis)

Entzündungen der Magen- und Darmschleimhaut können sich in Übelkeit, Erbrechen, Bauchschmerzen (Druckgefühl und Schmerzen in Ober- und Mittelbauch) und Durchfall äußern. Die Ursachen sind vielfältig: verdorbene Speisen oder Getränke, Darmpilzerkrankungen, bei sensiblen Menschen Aufregung (Reizdarm), chronische Entzündungen. Häufig sind die genauen Ursachen nicht bekannt.
Bei Schmerzen im Unter- und Mittelbauch muss stets auch an eine Entzündung des Wurmfortsatzes (Appendizitis) gedacht werden, fälschlich als Blinddarmentzündung bezeichnet.

- Bei akutem Magen- oder Darmkatarrh mit Schmerzen (eventuell mit Fieber und Erbrechen, das nach dem Essen auftritt): Nr. 3 Ferrum phosphoricum D12 als Basismittel, am ersten Tag halbstündlich bis stündlich 1 Tablette.
- Vom zweiten Tag der Erkrankung an, vor allem bei weißem Zungenbelag: das Basismittel und Nr. 4 Kalium chloratum D6 in 1- bis 2-stündlichem Wechsel, jeweils 2 Tabletten (bei Kindern: je 1 Tablette) einnehmen.
- Wenn eine trockene Zunge mit körperlichem Schwächegefühl als Folgeerscheinung auftritt: Nr. 5 Kalium phosphoricum D6.
- Bei krampfhaften Magenschmerzen ohne Fieber und mit reiner Zunge: Nr. 7 Magnesium phosphoricum D6.
- Bei Magenschmerzen und Erbrechen von Schleim: Nr. 8 Natrium chloratum D6, stündlich 1 Tablette.

Mandelentzündung (Tonsillitis)

Bei einer Entzündung der Mandeln (man unterscheidet Rachen-, Zungen-, Gaumenmandeln) sind meist die zwei sichtbaren Gaumenmandeln im Schlund betroffen. Die Tonsillitis äußert sich mit Schmerzen im Bereich des Kieferwinkels sowie in Schwellung und Rötung der Mandeln. Wurden die Mandeln operativ entfernt, kann auch an den Narben eine Entzündung auftreten (Seitenstrang-Angina). Bei schweren Infektionen mit Fieber, Schmerzen und zugeschwollenem Hals besteht die Gefahr, dass Erreger wandern und dann Herz-, Nieren- und Gelenkbeschwerden verursachen. Deshalb: bei schwerer Mandelentzündung zum Arzt!

- Bei Rötung, Schwellung und Schmerzen: Nr. 3 Ferrum phosphoricum D12.
- Bei weißgrauen Belägen der Mandeln: Nr. 4 Kalium chloratum D6.
- Wenn nach einigen Stunden keine Besserung eintritt: Nr. 9 Natrium phosphoricum D6, in den ersten 12 Stunden alle 15 Minuten einnehmen, dann 6-mal am Tag 1 Tablette.

Melancholie, seelische Verstimmung (Depression)

Depressionen sind psychische Störungen, die mit trauriger, gedrückter Stimmung, Angst, Antriebsminderung und schnellem Ermüden einhergehen. Als Ursachen werden Veränderungen im Stoffwechsel des Gehirns, diverse Vorerkrankungen und hormonelle Einflüsse diskutiert.

Während einer Depression auch schwere psychische Störungen zugrunde liegen können und sie daher in die Hände von erfahrenen Ärzten gehört, gilt die Melancholie eher als »nicht krankhafte Form« der Depression, als vorübergehende Stimmungsschwankung.

- Bei Depressionen nach Erschöpfung (geistig, seelisch, körperlich): Nr. 5 Kalium phosphoricum D6.
- Wenn Nr. 5 Kalium phosphoricum D6 nicht hilft: Nr. 6 Kalium sulfuricum D6.

Bei nicht krankhafter Depression können Schüßler-Salze helfen.

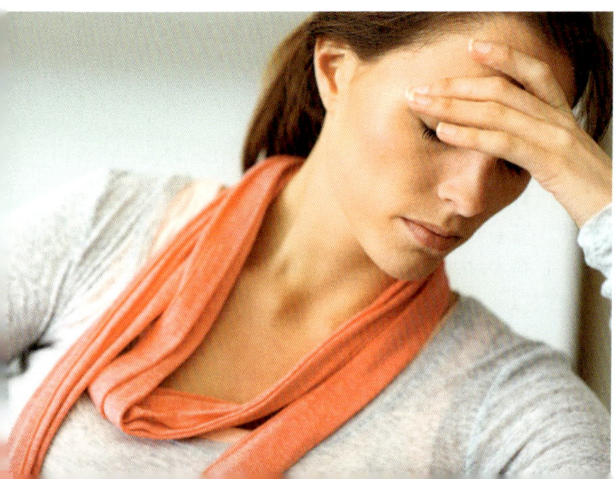

- Melancholie/Depression mit Weinerlichkeit: Nr. 8 Natrium chloratum D6.
- Bei Depression oder Melancholie, die nach Kopf- oder Wirbelsäulenverletzungen auftritt: Nr. 10 Natrium sulfuricum D6.
- Bei anderen Formen von Depressionen (Neurosen, psychischen Grunderkrankungen, schweren Depressionen) muss ein Arzt oder Psychotherapeut behandeln!

Mundschleimhaut-Geschwüre (Aphthen)

Die Ursachen dieser schmerzhaften, rötlich gelben Erhebungen sind vielfältig, häufig sind es kleine Verletzungen, eine Nahrungsmittelallergie oder die (allergische) Reaktion auf körperfremde Metalle (wie Amalgam) in den Zähnen oder aber ein geschwächtes Immunsystem. Neben den angegebenen Salzen helfen Mundspülungen mit Salbeitee.

- Bei weißlichen oder auch weißgrauen Aphthen: Nr. 4 Kalium chloratum D6.
- Bei gelben Aphthen: Nr. 9 Natrium phosphoricum D6.
- Bei einem hellroten Rand an den Aphthen: Nr. 5 Kalium phosphoricum D6.

Muskelerkrankungen (Myopathien)

Kennzeichen von Muskelerkrankungen sind Schmerzen, Schwächegefühl und Verspannung, teilweise auch mit knötchenartiger

Verhärtung der Muskulatur (Hartspann). Eine der bekanntesten muskulären Störungen ist der Muskelkater, der auf ungewohnte körperliche Belastung zurückzuführen ist. Muskelkrämpfe können durch extremen Flüssigkeitsverlust und Durchblutungsstörungen ausgelöst werden; Muskelprellungen, Muskelfaserrisse und Muskelzerrungen entstehen durch Sturz, Fall oder muskuläre Überbeanspruchung, wie zum Beispiel beim Sport.

- Bei Muskelkater nach Überanstrengung: Nr. 3 Ferrum phosphoricum D12 im Wechsel mit Nr. 7 Magnesium phosphoricum D6.
- Bei Muskelverspannung und Verkrampfung (zum Beispiel Wadenkrampf): Nr. 7 Magnesium phosphoricum D6.
- Bei Krampf nach Überanstrengung: Nr. 5 Kalium phosphoricum D6.
- Bei Muskelkrämpfen, die nicht auf Magnesium reagieren: Nr. 2 Calcium phosphoricum D6, hilft auch bei Zahnungskrämpfen von Kleinkindern.
- Bei Muskelschwäche (Schwächegefühl in Armen und Beinen bei jeder Bewegung), auch nach langer Bettlägerigkeit: Nr. 5 Kalium phosphoricum D6.
- Bei Muskelzuckungen: Nr. 7 Magnesium phosphoricum D6; alternativ Nr. 19 Cuprum arsenicosum D6.
- Zur Unterstützung der Behandlung bei Durchblutungsstörungen helfen Wechselfußbäder sowie Bürstenmassage der Zehen und Finger.

Nägel, brüchig und rissig (Onychorrhexie)

Finger- und Fußnägel, die an den Rändern leicht brechen oder einreißen und deren Spitzen porös sind, zeigen eine Ernährungsstörung an, die häufig verbunden ist mit schlechter Durchblutung (kalte Hände und Füße) und/oder schlechter Nährstoffausnutzung. Auch Mineralstoffmangel und Nagelpilze können zu brüchigen und rissigen Nägeln führen.

- Bei brüchigen, schlecht wachsenden und rissigen, oder auch bei gelblich verdickten Nägeln: Salbe Nr. 11 Silicea mehrmals täglich auftragen.
- Ist die Wirkung von Nr. 11 Silicea unzureichend: Salbe Nr. 1 Calcium fluoratum.

Nagelpilze (Nagelmykosen, Onychomykosen)

Pilzerkrankungen der Finger- und Fußnägel ziehen sich die meisten Menschen in öffentlichen Schwimmbädern, Saunen und Dampfbädern zu. Ein Befall zeigt sich in einer verdickten, mitunter auch bröckeligen Nagelplatte.

Um wirklich eine sichere Diagnose stellen zu können, werden vom Arzt oder Heilpraktiker Nagelproben zur Untersuchung an ein Labor eingeschickt. Das Resultat ist für die schulmedizinische Behandlung entscheidend: Nach pilzabtötenden Cremes und

TIPP

TEEBAUMÖL

Bei hartnäckigen Nagelpilzen geben Sie einen Tropfen Teebaumöl auf den Nagel, dann tragen Sie die Salbe Nr. 1 Calcium fluoratum dünn auf, darüber kleben Sie ein Pflaster.

Lösungen verordnen Fachärzte oft systemisch wirkende Antimykotika (Antipilzmittel), deren Nebenwirkungen jedoch beträchtlich sein können!
Die Biochemie hat – bei etwas Geduld – schon vielen Menschen erfolgreich Heilung gebracht. Sie haben dabei den Vorteil, dass Sie eventuelle belastende Nebenwirkungen ausschließen können.

- In vielen Fällen erfolgreich: Salbe Nr. 1 Calcium fluoratum, 2- bis 4-mal täglich auf die Nagelplatte reiben; diese Anwendung 3 bis 6 Monate lang durchführen. Oder zusammen mit der Salbe ein Pflaster aufkleben, dieses aber nach 24 Stunden stets erneuern.

Narben (Narbenkeloid)

Normalerweise verheilen offene Wunden im Hautbereich nach fachgerechter Behandlung komplikationslos und die Hautpartien wachsen wieder vollständig zusammen. Verzögert sich die Wundheilung jedoch oder bleiben hässliche Narben zurück, bedarf die Haut

TIPP

NAGELPILZE GANZHEITLICH BEHANDELN

Nagelpilze befallen unseren Körper nicht grundlos, sondern nur, wenn die Abwehr nicht intakt, die Durchblutung gestört ist oder wir uns zuckerreich und damit »pilzfreundlich« ernähren. Ein starkes Immunsystem, ausreichende Bewegung an frischer Luft, ein ausgeglichenes Seelenleben und gesunde Ernährung helfen, Pilze abzuwehren. Ernähren Sie sich ausgewogen – mit reichlich frischem Obst, Salat und Gemüse. Meiden Sie einseitige Kost wie Süßes und tierisches Eiweiß. Und denken Sie mindestens zweimal im Jahr an das bewährte Immun-Schema ▸ **siehe Seite 75**. Gehen Sie möglichst oft an die frische Luft. Drei bis fünf Stunden Wandern in der Woche, wenn es Ihnen zeitlich möglich ist, wirkt nicht nur auf den ganzen Körper kräftigend – sondern ebenso auf die Psyche!

zusätzlicher Hilfe. Vor allem die folgenden Schüßler-Salze können hier angewendet werden:

- Zum Weichmachen und Glätten von verhärtetem Narbengewebe: Salbe Nr.1 (Calcium fluoratum), über mehrere Monate anwenden.
- Gegen »wildes Fleisch«, also Wucherungen (Caro luxurians) an einer Narbe: Salbe Nr. 4 Kalium chloratum mehrmals täglich auftragen; kommt es nach 3 Monaten nicht zur Besserung: Salbe Nr. 11 Silicea.
- Bei kleinen Narben, die auf längere Sicht nicht völlig verschwinden: Salbe Nr. 2 Calcium phosphoricum.

Nervosität (Neurasthenie)

Nervosität tritt meist bei sensiblen Menschen mit »schwachen Nerven« auf, die sich auch schnell überfordert fühlen. Sie gilt in der Regel nicht als krankhafte Störung, die einer schulmedizinischen Behandlung bedarf, kann jedoch für Betroffene sehr belastend sein. Biochemisch können auf sanfte Art psychische Stabilität und Gleichgewicht unterstützt werden.

- Bei Kindern und Jugendlichen: Nr. 2 Calcium phosphoricum D6.
- Bei Erwachsenen: Nr. 7 Magnesium phosphoricum D6.
- Zur innerlichen Stabilisierung hilft Autogenes Training (▸ **siehe »Bücher, die weiterhelfen«, Seite 122**).

WICHTIG

URSACHE KLÄREN
Tritt der Nesselausschlag häufiger auf, sollte hautärztlich nach den Ursachen gefahndet werden (zum Beispiel nach Allergien gegen Medikamente, Haarwaschmittel oder Haartönungsmittel.

Nesselausschlag (Urticaria)

Die Urticaria ist ein Ausschlag mit juckenden Quaddeln, der eine Überempfindlichkeit bestimmten Stoffen gegenüber anzeigt. Die Quaddeln sehen ähnlich aus wie die kleinen Hauterhebungen nach dem Kontakt mit Brennnesseln (lateinisch urtica: Brennnessel).

- Nr. 5 Kalium phosphoricum D6, gegen den Juckreiz zusätzlich die Salbe Nr. 5 Kalium phosphoricum; falls die Wirkung unbefriedigend ist: Salbe Nr. 7 Magnesium phosphoricum.

Ohrenschmerzen (Otalgien)

Zu den häufigsten Erkrankungen der Ohren zählen Entzündungen. Zu unterscheiden sind Entzündungen des äußeren Ohres, des Gehörganges und die überaus schmerzhafte Mittelohrentzündung. Darüber hinaus gibt es Ekzeme (Ohrausschläge) und Ohrmykosen (Pilzbefall des Gehörgangs). Wenn bei Entzündungen des äußeren oder inneren Ohres massive Schmerzen oder Fieber auftreten, muss ein Arzt hinzugezogen werden. Schüßler-Salze haben hier – wie generell bei Infektionen – lediglich eine unterstützende Funktion.

- Bei Schmerz, Rötung des Ohres und Beeinträchtigung des Hörvermögens: Nr. 3 Ferrum phosphoricum D12, alle 15 Minuten 1 Tablette.
- Bei entzündlich geschwollenem äußerem Gehörgang: Nr. 11 Silicea D12, alle 15 Minuten 1 Tablette.
- Wenn der Gehörgang eine gelblich aussehende Flüssigkeit absondert: Nr. 6 Kalium sulfuricum D6.
- Bei Entzündung mit Druckgefühl im Innenohr: Nr. 4 Kalium chloratum D6 und Nr. 9 Natrium phosphoricum D6, im Wechsel 15- bis 30-minütlich jeweils 1 Tablette einnehmen.

WICHTIG

ZUM ARZT

Bei Ohrenschmerzen sollten Sie möglichst bald zum Arzt oder Heilpraktiker gehen. Schüßler-Salze können die Behandlung jedoch wirkungsvoll unterstützen.

Platzangst (Agoraphobie)

Agoraphobie ist die Angst vor dem Aufenthalt auf öffentlichen Plätzen, in Menschenmengen oder öffentlichen Verkehrsmitteln wie Zug, Bus oder Flugzeug. Neben dem Angstgefühl kann es zu motorischer Unruhe, Herzklopfen, Schwitzen, Zittern und Mundtrockenheit kommen. Als Ursache für die Entstehung einer solchen Angststörung werden frühere negative Erfahrungen oder Konflikte angenommen.

- Schnelle Hilfe in akuten Fällen: Nr. 5 Kalium phosphoricum D6, alle paar Minuten 1 Tablette im Mund zergehen lassen.
- Bei Langzeitbehandlung über mehrere Monate (eventuell neben einer psychotherapeutischen Behandlung): Nr. 5 Kalium phosphoricum D6, 2-mal täglich, etwa morgens und nachmittags, 5 bis 10 Tabletten in heißem Wasser auflösen und möglichst warm schluckweise trinken.

Prüfungsangst (Prüfungsphobie)

Prüfungsangst unterscheidet sich nicht von anderen Ängsten vor bestimmten Dingen. Sie tritt typischerweise wenige Tage vor den entsprechenden Prüfungen – welcher Art auch immer (bei Kindern zum Beispiel vor Schularbeiten) – auf und äußert sich in Schlafstörungen, Unruhe, Herzklopfen, Schwitzen und Zittern.

MEIN PERSÖNLICHER TIPP

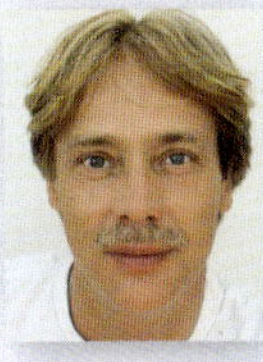

DAS PRÜFUNGS-SCHEMA FÜR KINDER UND ERWACHSENE

Bei allen Prüfungen, ob in der Schule, im Beruf oder beim Führerschein, empfehle ich Ihnen das nachfolgende Schema, mit dem meine Patienten stets die besten Erfahrungen gesammelt haben:

- Am Vorabend der Prüfung vor dem Schlafengehen: Magnesium phosphoricum D6 als »Heiße Sieben« (▸ **siehe Seite 19**).
- Am Morgen vor der Prüfung, möglichst nüchtern: Nr. 5 Kalium phosphoricum D6, 10 Tabletten in heißem Wasser auflösen, umrühren und möglichst warm schluckweise trinken.

- Bei Schlafstörungen, Unruhe, Konzentrationsschwäche: Magnesium phosphoricum D6.
- Bei Unruhe, Herzklopfen, Zittern: siehe Prüfungs-Schema.
- Unterstützend sind Vitamin-B_1- Präparate hilfreich (aus der Apotheke, einzunehmen nach Packungsanleitung).

Psychische Störungen (Psychische Alterationen)

Stimmungsschwankungen, leichte Depressionen, Weinerlichkeit, erhöhte Empfindlichkeit und Ängstlichkeit können Sie mit Schüßler-Salzen selbst behandeln. Bei schweren psychischen Störungen, die nur der Arzt diagnostizieren kann, unterstützen Schüßler-Salze die ärztliche Behandlung.

- Bei Durchblutungsstörungen im Kopfbereich, die an Konzentrationsstörungen, Schwerhörigkeit und Kopfschmerz erkennbar sind: Magnesium phosphoricum D6 über mehrere Monate hinweg.
- Bei niedrigem Blutdruck mit Schwächegefühl und Schwindel beim Aufstehen und Hinlegen: Nr. 5 Kalium phosphoricum D6.

Schlafstörungen, nervöse (Asomnie)

In der Naturheilkunde vergleicht man den Zeitpunkt der Schlafstörung mit der Chinesischen Organuhr ▸ **siehe Seite 31 f.** und erhält so Anhaltspunkte auf mögliche organische Störungen.

- Bei Schlafstörungen: Magnesium phosphoricum D6, 5 Tabletten in heißem Wasser auflösen, noch heiß schluckweise trinken.
- Wenn nach vier Tagen keine Besserung eintritt: Nr. 5 Kalium phosphoricum D6, Einnahme wie oben (am Nachmittag einnehmen, nicht abends).

- Schlafstörungen bei alten Menschen: Nr. 11 Silicea D12.
- Bei Schlafstörungen zwischen 23 und 1 Uhr (Galle) und 1 und 3 Uhr (Leber): Nr. 10 Natrium sulfuricum D6.

Schwellungen der Unterschenkel, dicke Beine (Unterschenkelödeme)

Geschwollene Unterschenkel treten als Symptom einer Venenwandschwäche besonders häufig bei sommerlicher Wärme und bei langem Stehen auf. Häufig betroffen sind Frauen, die an Krampfadern leiden. Die Unterschenkelödeme entstehen, weil Blutflüssigkeit (seröse Flüssigkeit) im Gewebe der Beine versackt. Die Schwellungen sind schmerzlos und nicht gerötet. Treten sie stärker an den Fesseln auf, können sie Hinweis auf eine Herzerkrankung sein.

- Bewährtes Mittel bei dicken Beinen: Nr. 10 Natrium sulfuricum D6, vormittags und nachmittags je 5 Tabletten in einer Tasse mit kochendem Wasser auflösen, umrühren und noch warm schluckweise trinken; stellt sich keine Besserung ein, diese Prozedur am gleichen Tag mehrmals wiederholen.
- Zusätzlich: Salbe Nr. 10 Natrium sulfuricum auf die Unterschenkel auftragen und leicht einklopfen.
- Zusätzlich helfen ansteigende Fußbäder (Schiele-Bäder, ▸ **siehe Seite 22 f.**).

Sodbrennen (Pyrosis)

Bei Sodbrennen fließt die für die Verdauung notwendige Magensäure in die Speiseröhre, deren Schleimhäute dadurch gereizt werden. Es treten Brennen und Schmerzen hinter dem Brustbein auf sowie saures Aufstoßen.

- Bei akuten Beschwerden durch die aufsteigende Magensäure: Nr. 9 Natrium phosphoricum D6, 4- bis 8-mal täglich 1 Tablette.
- Bei Trockenheitsgefühl im Rachen und wenn sich binnen Stunden (bis zu einem Tag) kein Erfolg mit Nr. 9 Natrium phosphoricum einstellt: Nr. 8 Natrium chloratum D6.
- Für die Heilung der angegriffenen Speiseröhren-Schleimhaut: bei gelblichem Zungenbelag Nr. 6 Kalium sulfuricum D6; bei weißem oder weißgrauem Zungenbelag Nr. 4 Kalium chloratum D6.

Überbein (Ganglion)

Das Überbein ist ein gutartiges gallertartiges Gebilde, das sich an Gelenken sowie an den oberflächlichen Sehnen des Hand- und Fußrückens entwickeln kann. Die Ursachen sind nicht eindeutig geklärt und manchmal verschwinden sie spontan von selbst. Möglicherweise lösen chronische Reizzustände, die auf Überlastungen zurückzuführen sind, ein Überbein aus.

- Salbe Nr. 1 Calcium fluoratum.

Verbrennungen (Combustio)

Die Selbstbehandlung mit biochemischen Salzen beschränkt sich auf kleinere Verbrennungen und Verbrühungen mit den Symptomen Rötung, Schwellung, Blasen und natürlich Schmerzen. Dazu zählt beispielsweise auch der Sonnenbrand. Denn der Zustand der Haut mit Rötung und damit einhergehendem Schmerz entspricht in der Biochemie dem ersten Stadium der Entzündung ▸ **siehe Seite 21**.

- Wichtige Sofortmaßnahme: Mit reichlich kaltem Leitungswasser die Hautstelle kühlen (aber nicht übertreiben, da sonst die Gefahr der Unterkühlung besteht).
- Als erstes Mittel: Nr. 3 Ferrum phosphoricum D12, alle 15 Minuten 1 Tablette.
- Wenn keine Blasen vorhanden sind (Verbrennung ersten Grades): Salbe Nr. 3 Ferrum phosphoricum 2 bis 3 mm dick auf die Haut auftragen, am ersten Tag mehrmals wiederholen. Bei strikter Anwendung lassen sich in den meisten Fällen die Schmerzen lindern und das Schälen der Haut wird verhindert.
- Am zweiten Tag: 2- bis 3-mal Salbe Nr. 6 Kalium sulfuricum auftragen.
- Bei Brandblasen mit heller Flüssigkeit (Verbrennung zweiten Grades) nur innerlich: Nr. 8 Natrium chloratum D6, 6- bis 8-mal täglich 1 Tablette; die Blasen nicht öffnen!

TIPP

VERBRENNUNGEN MIT SCHORF

Bei Verbrennungen mit weißgrauem Schorf auf der Wundfläche hilft Nr. 4 Kalium chloratum D6. Nehmen Sie 6-mal täglich 1 Tablette. Zusätzlich 2- bis 3-mal die Salbe auftragen oder ein Salbenpflaster aufkleben.

Verletzungen (Hautaffektionen, Traumen)

Selbstbehandlung ist möglich bei Schürf- und Schnittwunden, Blutergüssen, Prellungen, Verstauchungen und Quetschungen. Größere Wunden müssen chirurgisch behandelt werden.

- Sofortmaßnahme: Umschläge und Abwaschungen mit eiskaltem Wasser und Nr. 3 Ferrum phosphoricum D12, 6- bis 8-mal täglich 1 Tablette, anfangs, in der ersten Stunde, auch alle 5 bis 15 Minuten.
- Zur Unterstützung der Wundheilung: Salbe Nr. 3 Ferrum phosphoricum (auch als Salbenumschlag).
- Wenn nach Anwendung von Nr. 3 Ferrum phosphoricum Schwellung und Entzündung (Rötung) zurückbleiben: das Salz Nr. 4 Kalium chloratum D6.
- Bei älteren Blutergüssen, die nicht abheilen: Salbe Nr. 11 Silicea und Nr. 12 Silicea D6; Dosierung, ▸ **siehe Seite 19**.

Verstopfung (Obstipation)

Eine Verstopfung entsteht meistens durch Bewegungsmangel bei häufigem Sitzen, einseitiger Ernährung ohne Ballaststoffe oder Erkrankungen im Verdauungstrakt. Letztere sollten Sie von einem Arzt untersuchen und diagnostizieren lassen.

- Bewährte Salze: Nr. 10 Natrium sulfuricum D6 (Standardmittel) und Nr. 8 Natrium chloratum D6; wählen Sie von diesen beiden Ihr Mittel durch Vergleich der Signaturen-Diagnostik ▸ **siehe Seite 53 f. und Seite 50 ff.**
- Bei genereller Darmträgheit: Nr. 5 Kalium phosphoricum D6.

Völlegefühl, Blähungen (Dyspepsie, Meteorismus)

Blähungen und Völlegefühl können nach zu reichlichen, fettreichen und spät eingenommenen Mahlzeiten auftreten. Blähende Lebensmittel wie Hülsenfrüchte und einige Gemüsesorten, Nahrungsmittelallergien, Enzymmangel und Darmpilze sind mögliche Auslöser. Bei Blähungen entstehen durch Gärungsprozesse im Darm Gase, die Erbrechen, Bauchschmerzen, Windabgang und Störungen des Stuhlgangs hervorrufen. Beachten Sie bei der Selbstbehandlung die Antlitz-Diagnostik, vor allem den Zungenbelag.

- Bei Völlegefühl nach schweren, fettreichen, auch abends spät eingenommenen Mahlzeiten: Nr. 9 Natrium phosphoricum D6, vor dem Schlafengehen und nach dem Aufstehen 5 Tabletten in heißem Wasser auflösen und noch warm schluckweise trinken. Eine weitere Einnahme ist oft nicht mehr nötig.
- Bei Druck im Bauchbereich mit Völlegefühl und Blähungen, bei gelb-schleimiger Zunge: Nr. 6 Kalium sulfuricum D6, mehrmals stündlich 1 Tablette bis zur Besserung der Beschwerden.
- Bei Bauchschmerzen mit Aufstoßen: Nr. 7 Magnesium phosphoricum als »Heiße Sieben« ▸ **siehe Seite 19.**
- Bei Schmerzen im Unterbauch, wenn Winde nicht abgehen: Nr. 10 Natrium sulfuricum D6, 5 bis 10 Tabletten in heißem Wasser auflösen und noch warm schluckweise trinken.
- Bei übel riechenden Winden: Nr. 5 Kalium phosphoricum D6.
- Bei sauren Durchfällen: Nr. 9 Natrium phosphoricum D6.

INFO

FALSCHE ESSGEWOHNHEIT?

Auch schlechtes Kauen und Luftschlucken beim schnellen Essen (Luftblähung) können für Blähungen verantwortlich sein. Hier kann eine Umstellung der Essgewohnheiten Abhilfe schaffen.

Warzen (Verrucae)

Warzen, häufig an Händen und Füßen, sind Neubildungen der Haut, die durch Viren ausgelöst werden. Wichtig: Nicht kratzen, dadurch wird ein weiteres Ausbreiten nur gefördert.

- Bei weichen Warzen an Händen und Füßen: Nr. 4 Kalium chloratum als Salbe oder 2 bis 3 Tabletten auf einem Esslöffel Wasser auflösen und damit die Warze mehrmals täglich bestreichen.
- Wenn das nicht wirkt: Salbe Nr. 10 Natrium sulfuricum.
- Warzen, die am ganzen Körper auftreten können, die alt und verhärtet sind: Salbe Nr. 1 Calcium fluoratum, auch als 24-Stunden-Salbenpflaster bis zum Verschwinden anwenden.

Zahnfäule (Caries dentium)

Wenn Bakterien im Zahnbelag aus Zucker Säuren bilden, weicht der harte Zahnschmelz auf – es treten Zersetzungsprozesse auf, die weit in die Tiefe dringen können.

- Zahnärztliche Überwachung, keine Süßigkeiten und regelmäßiges Zähneputzen sind die wichtigsten Vorbeugemaßnahmen.
- Festigt den Zahnschmelz und schützt vor Karies: Nr. 1 Calcium fluoratum D12, täglich 1 Tablette (Kleinkinder) beziehungsweise 2 Tabletten (Kinder, Jugendliche und Erwachsene) über mehrere Monate.

TIPP

ULTRASCHALL-ZAHNBÜRSTE

Die Bildung von Zahnstein begünstigt die Entstehung von Karies. Neigen Sie besonders zur Zahnsteinbildung, empfehle ich Ihnen eine elektrische Ultraschall-Zahnbürste (im Elektro-Fachhandel). Damit löst sich bei regelmäßiger Zahnpflege nach und nach der Zahnstein. Ihre Zähne bleiben gesund und werden wieder strahlend weiß.

Zahnfleischerkrankungen (Gingivapathien, Gingivitis, Parodontopathie)

Zahnfleischerkrankungen äußern sich in Rötung, Reizung und Empfindlichkeit oder leichten Blutungen des Zahnfleisches. Meist entstehen Entzündungen durch thermische (zu heiß gegessen/getrunken), mechanische (etwa Verletzung beim Zähneputzen) oder bakterielle Einflüsse (Erreger). Beim Zahnfleischschwund (Parodontopathie) zieht sich das Zahnfleisch mit der Zeit zurück.

- Bei blassem und empfindlichem Zahnfleisch: Nr. 2 Calcium phosphoricum D6.
- Bei rotem Saum und Bluten: Nr. 5 Kalium phosphoricum D6.
- Zur Festigung des Zahnfleisches bei Parodontopathie: Nr. 11 Silicea D12 und Nr. 1

Calcium fluoratum D12 im halbtäglichen Wechsel, je 2-mal 2 Tabletten.

Zahnschmerzen (Dentalgie)

Ob Zahnschmerzen direkt von einem erkrankten Zahn oder aber von erkranktem Zahnfleisch herrühren, lässt sich nicht immer eindeutig voneinander unterscheiden. Die Ursachen sind mannigfaltig. So können Zahnschmerzen zum Beispiel durch Zahnfäule, Parodontopathie (beide Formen siehe vorhergehende Seite), Nervenentzündungen oder auch Fisteln (röhrenförmiger Gang in der Zahnwurzel, ausgehend von einem Hohlraum) ausgelöst werden. Lassen Sie unbedingt vom Zahnarzt die Ursache klären. Sollte dies nicht möglich sein, weil Sie der Schmerz am Wochenende, nachts oder während einer Reise plagt, versuchen Sie es mit Schüßler-Salzen in folgenden Fällen:

- Bei Entzündungen der Mundschleimhaut: Nr. 3 Ferrum phosphoricum D12.
- Bei leicht blutendem Zahnfleisch: Nr. 5 Kalium phosphoricum D6.
- Wenn der Schmerz in regelmäßigen Abständen auftritt und sich bei Wärme bessert: Nr. 7 Magnesium phosphoricum D6 mehrmals am Tag als »Heiße Sieben« ▸ **siehe Seite 19**.
- Bei vermehrtem Speichelfluss: Nr. 8 Natrium chloratum D6.
- Wenn gleichzeitig rheumatische Krankheiten bestehen: Nr. 12 Calcium sulfuricum D6.

TIPP

AKUTE SCHMERZEN LINDERN

Generell bei Zahnschmerzen: Reiben Sie die Salbe Nr. 3 Ferrum phosphoricum mehrmals täglich in die äußere Wange ein. Das überbrückt oft sehr gut die Zeit bis zum Zahnarztbesuch.

Zungenentzündung (Glossitis)

Eine Entzündung der Zunge macht sich mit Rötung, Schwellung, Brennen und schmerzhaftem Abrieb des Zungenbelags bemerkbar. Oft sind allergische Reaktionen auf Arzneimittel, Zahnmaterial oder Lebensmittel die Ursache. Auch Magen-Darm-Erkrankungen, Hormonstörungen, Leberbeschwerden und allgemeine Pilzerkrankungen kommen als Auslöser infrage. Die Ursache muss unbedingt ärztlich abgeklärt werden! Zur Unterstützung der ärztlichen Behandlung haben sich folgende Schüßler-Salze bewährt:

- Bei dunkelroter, geschwollener Zunge: Nr. 3 Ferrum phosphoricum D12.
- Bei verhärteter Zungenoberfläche: Nr. 1 Calcium fluoratum D12.
- Bei Zungenentzündung mit weißlichgrauem Belag auf der Zunge: Nr. 4 Kalium chloratum D6.

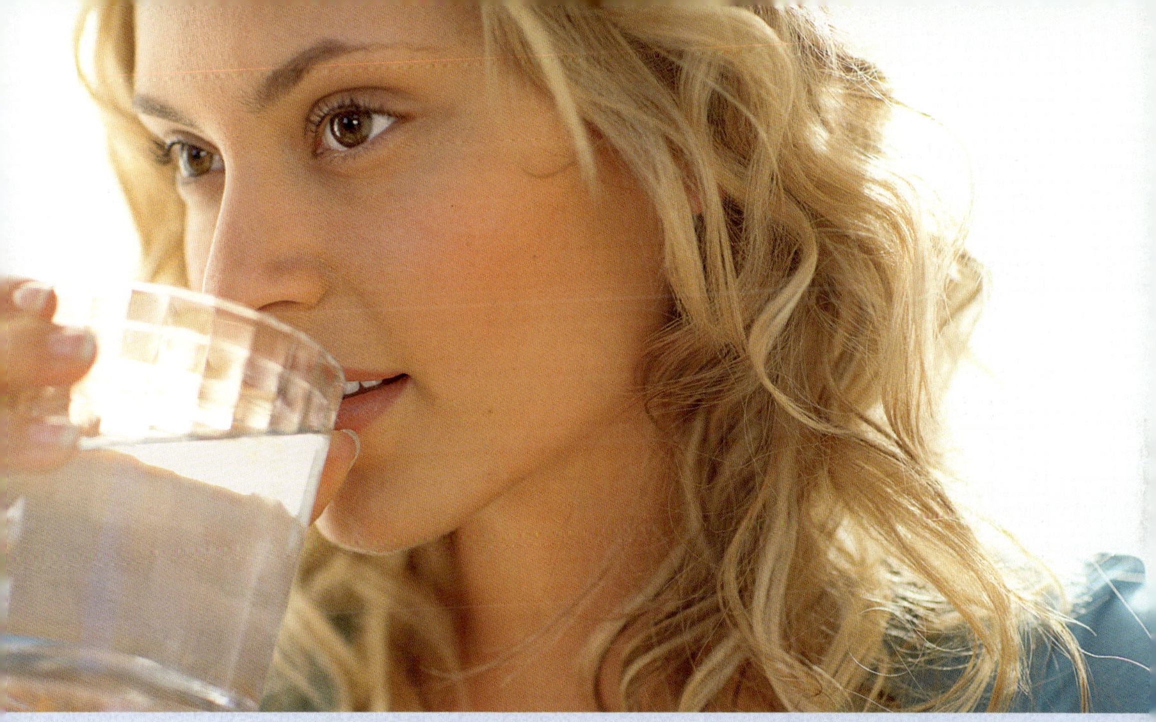

ANWENDUNGEN FÜR FRAUEN

Schüßler-Salze werden mit Erfolg auch bei verschiedenen Frauenkrankheiten eingesetzt. Oft sind sogar schon Erfolge möglich gewesen, wenn die schulmedizinischen Bemühungen erfolglos blieben. Wichtig ist aber in jedem Fall, dass Sie die Symptome durch einen Arzt oder Heilpraktiker medizinisch abklären zu lassen, bevor Sie sich selbst behandeln. So vermeiden Sie, dass Sie Symptome falsch einschätzen.

Ausfluss (Fluor)

Ausfluss ist ein Symptom mit verschiedenen Ursachen, wie etwa bakteriellen, viralen oder durch Pilze verursachten Infektionen (siehe Entzündungen, ▸ **Seite 21 f.**). Er tritt in verschiedenen Formen auf:

- Dick-klebrig, weiß: Nr. 4 Kalium chloratum D6.
- Scharf: Nr. 8 Natrium chloratum D6.

TIPP

SANIERUNG DER SCHEIDENFLORA

Dazu helfen Lactobazillen-Zäpfchen und Molkeeinläufe (1 Teelöffel auf ½ Tasse lauwarmes, abgekochtes Wasser, mit Einlaufspritze einfüllen – nicht bei Schwangeren – ungefähr 30 Minuten in der Scheide behalten, zweimal täglich anwenden).
Knoblauch-Tampons haben eine pilzhemmende Wirkung: 1 geschälte, nicht eingeschnittene Knoblauchzehe in Gaze einwickeln, in Öl tauchen, morgens und abends einführen.

- Stinkend: Nr. 5 Kalium phosphoricum D6 und Nr. 11 Silicea D12.
- Juckend, wässrig und scharf: Nr. 11 Silicea D12.
- Bei kleinen Mädchen: Nr. 2 Calcium phosphoricum D6, alternativ: Nr. 22 Calcium carbonicum D6.

Brustbeschwerden

- Brustwarzen eingezogen: Nr. 8 Natrium chloratum D6 und Salbe Nr. 8 Natrium chloratum.
- Brust hart: Nr. 11 Silicea D6 im wöchentlichen Wechsel mit D12-Potenz und Nr. 1 Calcium fluoratum D12.
- Brustschmerzen: Nr. 22 Calcium carbonicum D6; bei einem Gefühl wie Nadelstiche: Nr. 5 Kalium phosphoricum D6; wenn dieses Mittel nicht hilft: Nr. 2 Calcium phosphoricum D6 und Salbe Nr. 2 Calcium phosphoricum.

Brustdrüsenentzündung (Mastitis)

Eine Brustdrüsenentzündung äußert sich durch eine schmerzhafte Rötung an der und um die Brustwarze. Dabei können die Lymphknoten in den Achseln anschwellen, außerdem kann Fieber auftreten.
Ursachen der Mastitis können unzureichende Stillhygiene, Milchstau oder entzündete Rhagaden (Risse) sein. Je früher mit der Behandlung begonnen wird, also möglichst bereits bei den leichtesten Entzündungszeichen ▸ **siehe Seite 20**, desto besser für den Heilungsprozess.

- Als erstes Mittel einzusetzen: Nr. 9 Natrium phosphoricum D6, 1- bis 2-mal stündlich 1 Tablette.
- Alternativ: Salbe Nr. 9 Natrium phosphoricum, mehrmals täglich auftragen, aber nicht unmittelbar vor dem Stillen.
- Bei eitriger Entzündung der Brustdrüse: Salbe Nr. 11 Silicea mehrmals täglich auftragen.
- Bei verhärteter Brustdrüse nach einer Entzündung: Salbe Nr. 1 Calcium fluoratum macht das Gewebe wieder weich.

Eierstock- und Eileitererkrankungen (Ovarialerkrankungen)

Beschwerden der Eierstöcke und Eileiter äußern sich häufig in Form von Entzündungen. Sind Eierstöcke und Eileiter betroffen, spricht man von einer Adnexitis. Dies ist eine Erkrankung, die mit Fieber, Schmerzen im Unterleib, Schwächegefühl, aber auch mit Ausfluss einhergeht. Wird eine Adnexitis chronisch, kann dies zu Gewebeverklebungen, Verwachsungen, Periodenstörungen und Schmerzen führen. Eine biochemische Behandlung ist neben den schulmedizinischen Maßnahmen möglich:

- Adnexitis: Nr. 3 Ferrum phosphoricum D12 im Wechsel mit Nr. 4 Kalium chloratum D6.
- Eierstockzysten sind Hohlraumbildungen in den Eierstöcken, die mit Flüssigkeit oder Gewebe gefüllt sind; es gibt verschiedene Arten dieser Zysten. Für die biochemische Behandlung spielt dies keine Rolle: Nr. 22 Calcium carbonicum D6; alternativ: Nr. 4 Kalium chloratum D6.

TIPP

ANANASENZYME

Bei entzündlichen Erkrankungen an Eierstock oder Eileitern haben sich Ananasenzyme (Apotheke) bewährt.

- Eierstockschmerzen und -neuralgie: Nr. 7 Magnesium phosphoricum D6.
- Funktionsstörung der Eierstöcke, Schwäche mit hormonellen Störungen (Regelprobleme, übermäßiger Haarwuchs): Nr. 8 Natrium chloratum D6.

Gebärmutter-Erkrankungen (Uteruserkrankungen), Gebärmuttergeschwulst (Myom)

Myome sind gutartige Geschwülste der Gebärmuttermuskulatur und führen meist erst zu Beschwerden, wenn sie eine entsprechende Größe erreicht haben und die Funktion anderer Organe (zum Beispiel der Blase) beeinträchtigen. Verursacht ein Myom Beschwerden (Schmerzen, Stuhlverstopfung, Störungen beim Wasserlassen, Blutungen, Fieber), sollte es operativ entfernt werden. Die Ursache für die Entstehung von Myomen ist nicht eindeutig geklärt. Eventuell sind es psychische Konflikte wie zum Beispiel ein unerfüllter Kinderwunsch; vielleicht kann auch die erbliche Veranlagung vorhanden sein. Auch fortwährender Stress im Arbeits- und Privatleben kann dabei eine Rolle spielen.

- Mit den biochemischen Salzen wurde schon öfter eine Verkleinerung oder ein Wachstumsstillstand erreicht – von jedem Salz werden über den Tag verteilt 8 bis 12 Wochen lang 3 Tabletten eingenommen: Nr. 22 Calcium carbonicum D6, sowie

Nr. 1 Calcium fluoratum D12, Nr. 2 Calcium phosphoricum D6, Nr. 12 Calcium sulfuricum D6 und Nr. 11 Silicea D12.

Weitere Gebärmutterbeschwerden

- Verlagerung der Gebärmutter: Nr. 2 Calcium phosphoricum D6.
- Gebärmuttervorfall: Nr. 1 Calcium fluoratum D12, Nr. 2 Calcium phosphoricum D6 und Salbe Nr. 1 Calcium fluoratum.
- Gebärmuttersenkung mit deutlichen Druckbeschwerden: Nr. 8 Natrium chloratum D6.

Geburtsvorbereitung und Geburt

Um den Gebärvorgang psychisch und physisch vorzubereiten, haben sich folgende Schüßler-Salze zur Unterstützung bewährt:

- Nr. 2 Calcium phosphoricum D6, 2 bis 3 Wochen vor der Entbindung beginnen.
- Wenige Tage vor dem Geburtstermin, bei Beginn der Wehen oder bei starken Kreuzschmerzen: Nr. 5 Kalium phosphoricum D6.
- Bei zu schwachen Wehen: Nr. 5 Kalium phosphoricum D6.
- Wenn die Wehen aufhören: Nr. 8 Natrium chloratum D6.
- Unterschenkelkrämpfe bei der Geburt: Nr. 7 Magnesium phosphoricum D6.

TIPP

SANFTE THERAPEUTISCHE WEGE

Akupunktur und Entspannungstechniken wie Progressive Muskelentspannung nach Jacobson oder Tai Chi unterstützen die Geburtsvorbereitung wirkungsvoll.

Menstruationsbeschwerden (Dysmenorrhoe)

Krampfartige Unterbauchschmerzen, die meist zu Beginn der Regelblutung stärker ausgeprägt sind und von Unwohlsein, Kopfschmerzen und Verdauungsstörungen begleitet sein können, bezeichnet man als Dysmenorrhoe. Ein Gynäkologe sollte klären, ob organisch alles in Ordnung ist.

- Einige Tage vor und während der Periode: Nr. 7 Magnesium phosphoricum D6, 2-mal täglich als »Heiße Sieben« ▸ **siehe Seite 19** einnehmen.
- Bei blassen, weinerlichen und reizbaren Frauen: Nr. 2 Calcium phosphoricum D6, 2-mal täglich als »Heiße Sieben« ▸ **siehe Seite 19** einnehmen.
- Bei Menstruationsbeschwerden mit Erschöpfung, Schwäche, Depression: Nr. 5 Kalium phosphoricum D6
- Bei erhöhtem Herzschlag während der Beschwerden und deutlicher Gesichtsröte: Nr. 3 Ferrum phosphoricum D12.

Pickel (Akne, bei Menstruation)

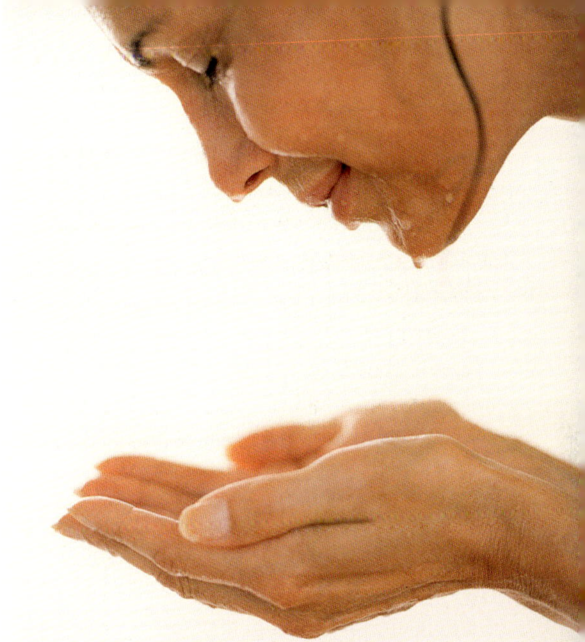

Bei Pickeln sollten Sie ihr Gesicht mit einer pH-neutralen Seife reinigen.

Pickel, eitrige »Mitesser« und Pusteln treten meist während der Pubertät auf – vor allem im Gesicht, an der Brust und am Rücken. Hormonell bedingt entzünden sich Haarfollikel und Talgdrüsen. Auch fetthaltige Kosmetika können zu Pickeln führen. Die Akne von Jugendlichen heilt in vielen Fällen bis zum 25. Lebensjahr aus.

Bei Frauen kann die hormonelle Umstellung vor und während der Periode zur Bildung von Pickeln führen, meist im Bereich des Kinns und Dekolletés.

- Nicht kratzen und die Pickel nicht ausdrücken, weil dies zu immer neuen Infektionen der Haut führt.
- Wichtig sind eine gründliche Gesichtsreinigung mit pH-neutralen Flüssigseifen und der Verzicht auf Süßigkeiten.
- Gesichtsdampfbäder mit Kamillentee als Zusatz reinigen und fördern die Ausscheidung von Talgpfropfen über die Haut.
- Bei entzündeten Eiterpusteln: Nr. 11 Silicea D12.
- Pickel klein und rötlich (vor allem in der Pubertät, aber auch bei Frauen vor und während der Regelblutung): Nr. 9 Natrium phosphoricum D6; zusätzlich Gesichtsreinigung oder Dampfbad, wenn die Haut fettig ist, und im Anschluss daran für die Nacht Salbe Nr. 9 Natrium phosphoricum dünn auftragen.
- Bei verhärteten Aknepusteln: Salbe Nr. 1 Calcium fluoratum.
- Bei rötlich umschriebenen und geschwollenen Entzündungsherden, großflächigen pickelähnlichen Entzündungen (Rosacea-Akne, Kupferfinnen – Diagnose durch

INFO

GESICHTSPFLEGE

Die regelmäßige und porentiefe Gesichtsreinigung mit der Haut entsprechenden Produkten ist bei Akne ganz besonders wichtig.

einen Arzt oder Heilpraktiker): Nr. 10 Natrium sulfuricum D6.

- Während der Menstruation: Nr. 9 Natrium phosphoricum D6.

Schamlippenerkrankungen (Vulva-Erkrankungen)

Bei Erkrankungen der Schamlippen richtet sich die Auswahl des Salzes nach den Beschwerden. Eine Behandlung mit den Salzen ist dazu stets unterstützend möglich. Bei Entzündungen beachten Sie das Vorgehen nach den Entzündungsstadien ▸ **siehe Seite 21 f.** Die innere Behandlung können Sie durch Anwendung der jeweiligen Salbe fördern.

- Bei Empfindungslosigkeit der Schamlippen: Nr. 14 Kalium bromatum D6.
- Schambehaarung fällt aus: Nr. 8 Natrium chloratum D6.
- Abszesse, hartnäckige, unterstützend: Nr. 11 Silicea D12.

INFO

GUT: HÄUFIG DUSCHEN

Wichtige Vorsorge gegen Scheidenerkrankungen ist die Intimhygiene. Am besten hilft die regelmäßige Reinigung mit warmem und fließendem Wasser – besser also eine Dusche als ein Vollbad nehmen.

- Chronische Entzündung der Schamlippen (Vulvitis): Nr. 22 Calcium carbonicum D6; bei Trockenheit: Nr. 2 Calcium phosphoricum D6.

Scheide, trockene (Vulva-Dystrophie)

In den Wechseljahren kann die Scheide zu trocken sein und die Schamlippen können sich entzünden. Brennen und Juckreiz stellen sich ein, gelegentlich treten auch Schmerzen beim Geschlechtsverkehr auf. Als Ursachen werden hormonelle Einflüsse diskutiert. Unbedingt einen Frauenarzt aufsuchen! Unterstützend kann die Biochemie helfen.

- Bei Trockenheit: Nr. 8 Natrium chloratum D6 und Salbe Nr. 8 Natrium chloratum mehrmals täglich auf die äußeren Schamlippen auftragen.

Scheidenspülungen

Scheidenspülungen mit einer Teemischung (zu gleichen Teilen) aus Frauenmantel, Frauenminze und Eichenrinde beschleunigen die Heilung: 2 Teelöffel dieser Mischung werden mit 1 Tasse heißem Wasser übergossen, 10 bis 15 Minuten ziehen lassen und anschließend in eine 20-Milliliter-Spritze, bei der die Spitze abgeschnitten wurde, füllen (Apotheke). Die Flüssigkeit in die Scheide spritzen, während Sie unter das Becken ein Kissen legen. Nicht bei Schwangeren anwenden! Empfehlenswert bei harmlosem Ausfluss, Regelproblemen und Krämpfen.

Scheidenerkrankungen (Vaginalerkrankungen)

Auch bei Erkrankungen der Scheide (Vagina) ist neben der ärztlichen Diagnose und Therapie eine begleitende Maßnahme mit Schüßler-Salzen sinnvoll und empfehlenswert. Bei harmlosen Symptomen ist die alleinige Behandlung damit möglich (mit Salz und/oder Salbe).

- Empfindungslosigkeit der Scheide: Nr. 3 Ferrum phosphoricum D12.
- Hitze und Trockenheit: Nr. 3 Ferrum phosphoricum D6.
- Juckreiz mit Wundsein: Nr. 11 Silicea D6.
- Wundsein nach dem Verkehr: Nr. 3 Ferrum phosphoricum D12.
- Schmerzen beim Geschlechtsverkehr: Nr. 8 Natrium chloratum D6, Nr. 3 Ferrum phosphoricum D12.
- Schmerzhafte Verkrampfung (Vaginismus): Nr. 7 Magnesium phosphoricum D6.

WICHTIG

ZUM ARZT

Gehen Sie bei allen unklaren Vaginalbeschwerden immer gleich zu Ihrem Frauenarzt oder zu Ihrer Frauenärztin.

Schwangerschafts- und Nachgeburtsbeschwerden

In der Schwangerschaft und Stillzeit können verschiedene Beschwerden auftreten, die sich mit Schüßler-Salzen behandeln lassen.

- Abendliches Hautjucken: Nr. 6 Kalium sulfuricum D6.
- Brüste schmerzhaft: Nr. 2 Calcium phosphoricum D6.
- Gelbbraune Flecken im Gesicht während der Schwangerschaft (Chloasma): Nr. 6 Kalium sulfuricum D6 und Salbe Nr. 6.
- Blasenschwäche: Nr. 5 Kalium phosphoricum D6.
- Kindsbewegungen schmerzhaft, heftig: Nr. 11 Silicea D6.
- Muskelkrämpfe (zum Beispiel Wadenkrämpfe): Nr. 7 Magnesium phosphoricum D6, wenn das nicht hilft: Nr. 2 Calcium phosphoricum D6 oder Cuprum arsenicosum D12.
- Unterschenkelschwellungen (Ödeme): Nr. 10 Natrium sulfuricum D6.
- Neigung zum Weinen: Nr. 8 Natrium chloratum D6.
- Unruhe, nervöse: Nr. 7 Magnesium phosphoricum D6.
- Schwermut, Melancholie: Nr. 8 Natrium chloratum D6.
- Herzrasen: Nr. 8 Natrium chloratum D6.
- Schwangerschaftserbrechen: Nr. 2 Calcium phosphoricum D6; Verschlimmerung bei Vollmond: Nr. 11 Silicea D12.

- Schwangerschaftsstreifen (Striae) und gegen die Erschlaffung der Bauchdecke nach der Schwangerschaft: Salbe Nr. 1 Calcium fluoratum im Wechsel mit Nr. 1 Calcium fluoratum D12.

Stillprobleme (Agalaktie, Hypogalaktie)

Beim Stillen können Probleme wie etwa geringe Milchbildung, Neigung zu Milchstau und Schwierigkeiten beim Abstillen auftreten. Die Milchbildung hängt von der Flüssigkeitsaufnahme der Mutter, dem »Fleiß« des Kindes und der Häufigkeit des Anlegens ab. Ein Milchstau mit schmerzhaften Knoten entsteht meist dann, wenn das Kind die Brust nicht vollständig leert. Fragen Sie auf jeden Fall Ihre Hebamme oder Ihren behandelnden Arzt um Rat.

- Bei zu geringer Milchbildung: Nr. 2 Calcium phosphoricum D6; zusätzlich sollte die Mutter viel trinken, das Kind oft anlegen und die Brust immer möglichst leer trinken lassen.
- Bei zu starker Milchbildung: Nr. 10 Natrium sulfuricum D6.
- Bei Stauung mit bläulich weißer Milch: Nr. 8 Natrium chloratum D6.
- Probleme beim Abstillen: Nr. 10 Natrium sulfuricum D6. Dazu die Flüssigkeitszufuhr etwas einschränken, die Brust kühlen, straffen BH tragen oder die Brust hochbinden.

Wechseljahresbeschwerden (Klimakterium)

Als »klimakterische Symptome« (Hitzewallungen, Schweißausbrüche, Schlafstörungen, Herzrasen) werden Beschwerden bezeichnet, die bei etwa 70 Prozent der Frauen durch die hormonelle Umstellung im Zeitraum zwischen dem ersten Aussetzen und dem endgültigen Aufhören der Regelblutung auftreten.

- Bei Erschöpfung, Schlafstörungen: Nr. 5 Kalium phosphoricum D6.
- Bei Hitzewallungen: alle 15 bis 30 Minuten Nr. 3 Ferrum phosphoricum D12.
- Bei Einschlafproblemen und Herzrasen: Nr. 7 Magnesium phosphoricum D6, alternativ Nr. 5 Kalium phosphoricum D6.
- Bei Schweißausbrüchen: Nr. 11 Silicea D12, auch im Wechsel mit Nr. 3 Ferrum phosphoricum D12.

INFO

HORMONELLE URSACHEN

Ursache für die körperlichen Prozesse während dieser Zeit ist die endgültige Einstellung der Östrogenproduktion; dieses Hormon hat über Jahre hinweg den weiblichen Körper nicht nur bei der Produktion befruchtungsfähiger Eizellen, sondern auch in sämtlichen Stoffwechselfunktionen unterstützt.

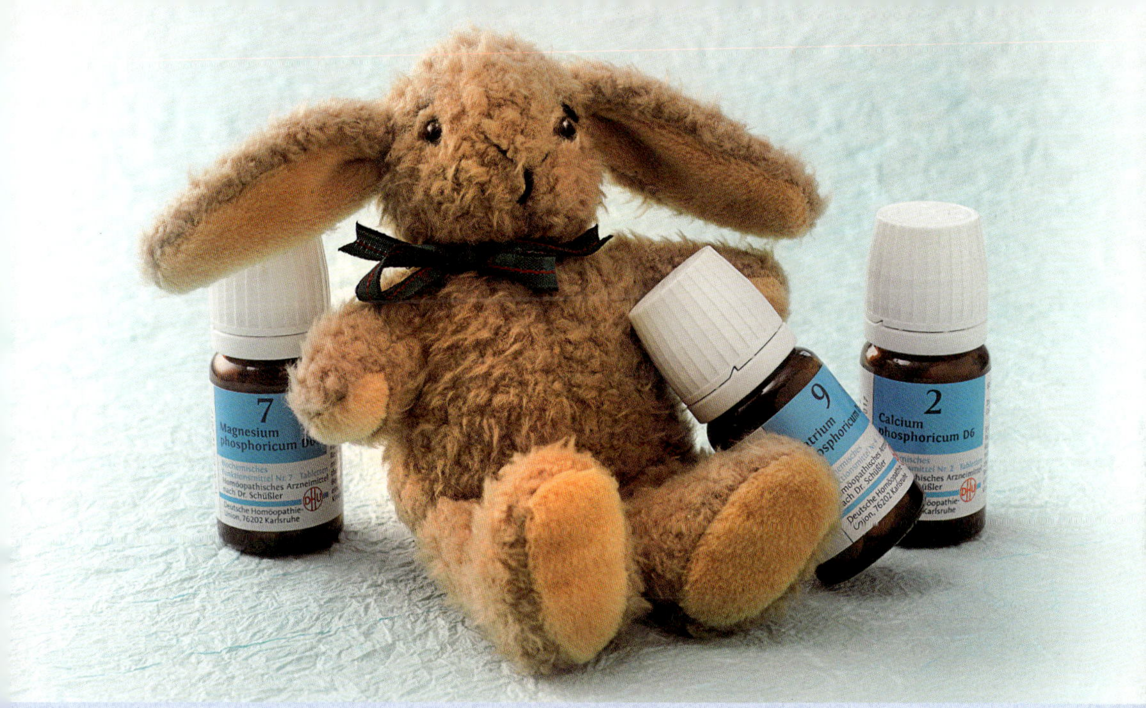

KINDERKRANKHEITEN UND -BESCHWERDEN

Zu den klassischen Kinderkrankheiten zählen die infektiösen Erkrankungen wie Masern, Mumps, Röteln, Diphtherie, Keuchhusten, Scharlach und Windpocken; auch Infekte im Hals-Nasen-Ohren- und Magen-Darm-Bereich treten häufig auf. Symptome dazu sind Fieber, Schwellung der Lymphknoten, Hautausschläge und Schmerzen. Bei den chronischen Kinderkrankheiten nehmen heute Allergien wie Heuschnupfen und Asthma (10 bis 15 Prozent der Kinder) sowie Hautausschläge (bereits 10 Prozent der Säuglinge haben schon Neurodermitis!) in der ärztlichen Praxis den größten Raum ein.

Die Naturheilkunde sieht als zunehmende Ursache dafür unter anderem mögliche Umweltbelastungen, häufige Antibiotika-Therapien (siehe dazu auch »Abwehrschwäche«, ▸ **Seite 74 f.**) und die Vielzahl der Impfungen im Kleinkindalter an. Die schulmedizinische

Therapie besteht aus dem Standardschema der drei A: antibiotisch (gegen Bakterien), analgetisch (schmerzstillend) und antipyretisch (fiebersenkend).

Schüßler-Salze bei Kinderkrankheiten

Dr. Schüßler behandelte die aufgeführten Kinderkrankheiten mit Erfolg mit der biochemischen Methode. Jedoch: Um Komplikationen auszuschließen und aus Vorsichtsgründen ist in jedem Erkrankungsfall ein Arzt hinzuzuziehen. Gegen eine begleitende Behandlung mit den Salzen spricht jedoch nichts. Werden die Salze rechtzeitig eingenommen, bietet sich eine faszinierende Möglichkeit, die Beschwerden im Sinne einer Selbstregulation und Stärkung körpereigener Abwehrmechanismen zu beeinflussen.

INFO

NATÜRLICH HEILEN IST BESSER

Alte Hausmittel wie Wickel und Packungen, die früher oft verordnet wurden, sind auch heute zu empfehlen. Da Medikamente oft nur Symptome beseitigen, wird der kindliche Organismus belastet und das Immunsystem nicht mehr so gut trainiert: Kinder werden daher häufiger krank.

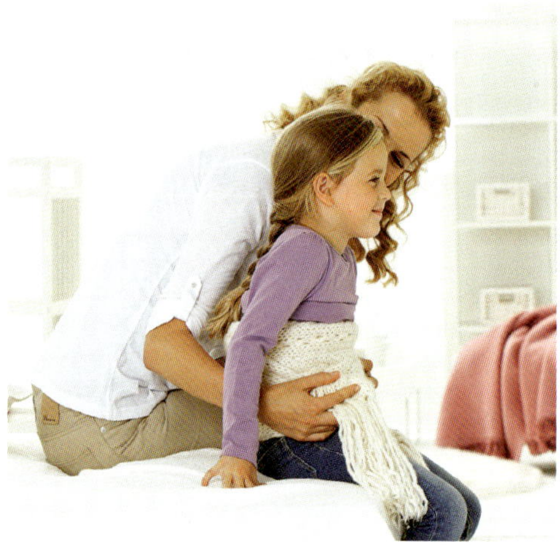

Schüßler-Salze und Hausmittel unterstützen die Behandlung von Kindern effektiv.

Biochemisch behandelte Kinder genesen häufig schneller und ihr Körper wird allgemein besser mit Infektionen fertig.
Für die nachfolgend ausgewählten Krankheiten gilt, dass sich eine Behandlung mit den Salzen – auch unterstützend zur ärztlichen Therapie – bewährt hat. Im allgemeinen Beschwerdeteil finden Sie weitere Beschwerden, die bei Erwachsenen und bei Kindern gleichermaßen vorkommen.

Appetitlosigkeit

Appetitstörungen kommen häufig vor, beispielsweise bei grippalen Infekten oder aber ohne ersichtlichen Grund. Meist regelt sich der Appetit wieder von selbst; sollte dies nicht der Fall sein, ist eine Untersuchung beim Kinderarzt oder Heilpraktiker notwendig. Unterstützend helfen hierbei folgende Schüßler-Salze:

- Appetitlosigkeit generell: Nr. 8 Natrium chloratum D6.
- Kind isst schlecht und trinkt viel: Nr. 2 Calcium phosphoricum D6.
- Schlechter Appetit und Verstopfung: Nr. 10 Natrium sulfuricum D6.
- Wenig Essverlangen und Zustand allgemeiner Erschöpfung: Nr. 5 Kalium phosphoricum D6.
- Appetitlosigkeit bei unruhigen und nervösen Kindern: Nr. 7 Magnesium phosphoricum D6.

Atemwegserkrankungen (Nase, Hals/Rachen, Lunge)

Beim Asthma kommt es zur krampfartigen Verengung der Bronchialäste mit Atemnot infolge von Schleimhautschwellung, häufig ausgelöst durch Allergene, Toxine (zum Beispiel von Darmpilzen), als Folge von Infektionskrankheiten, Überanstrengung oder psychischer Belastung. Es besteht Hustenreiz mit meist trockenem Husten, Giemen, Angst, Unruhe, bei Kleinkindern mit Bauchschmerzen. Husten tritt nicht nur bei Asthma auf, sondern auch bei einer Entzündung der Bronchien (Bronchitis), bei Reizungen der Atemwege durch Einatmung von Stäuben und bei hohen Ozonwerten (siehe im allgemeinen Beschwerdeteil und unter Entzündungen ▸ **Seite 21 f.**).

- Asthma: Nr. 7 Magnesium phosphoricum D6, zum Beispiel als »Heiße Sieben« ▸ **siehe Seite 19** generell bei Asthma; nach Impfungen: Nr. 4 Kalium chloratum D6.
- mit gelblichem Schleim und verursacht durch einen Infekt: Nr. 6 Kalium sulfuricum D6; mit anstrengendem Husten, bei Unruhe und Angst: Cuprum arsenicosum D12; mit wässrigem Schnupfen und zähem, festsitzendem Schleim: Nr. 15 Kalium jodatum D6.
- bei Kälte und feuchter Witterung: Nr. 22 Calcium carbonicum D12; bei hohen Temperaturen, aber auch feuchtkaltem Wetter: Nr. 8 Natrium chloratum D12 – alternativ: Nr. 10 Natrium sulfuricum D6.
- bei nervösem Asthma, beispielsweise nach großen Aufregungen: Nr. 5 Kalium phosphoricum D6.
- Husten, auch Reizhusten, Hustenanfälle: Nr. 7 Magnesium phosphoricum D6.
- Verschleimung: Bei gelblichem Schleim Nr. 6 Kalium sulfuricum D6 im Wechsel mit Nr. 10 Natrium sulfuricum D6; bei weißlichem Schleim: Nr. 4 Kalium chloratum D6; bei klarem, durchsichtigem Schleim: Nr. 8 Natrium chloratum D6.
- Nasenpolypen: Nr. 2 Calcium phosphoricum D6/D12 – nach 4 Wochen die Potenz wechseln (beispielsweise 4 Wochen D6, 4 Wochen D12 und so fort).

TIPP

HILFT DEN SCHLEIM ZU LÖSEN

Zur Schleimlösung hat sich unterstützend zur Behandlung der Atemwegserkrankung folgendes Mittel bewährt: Vormittags 1 große Tasse warme Milch trinken, in der 1 Teelöffel Butter und 1 Esslöffel Honig aufgelöst wurden.

- Mandelvergrößerung: Nr. 2 Calcium phosphoricum D6/D12 – nach 4 Wochen die Potenz wechseln (zum Beispiel 4 Wochen D6, 4 Wochen D12 und so fort).
- Speichelfluss, »Sabberkinder«: Nr. 8 Natrium chloratum D6.

Augenerkrankungen

Häufige Augenerkrankungen sind Bindehaut- und Lidrandentzündung. Sie können durch Bakterien, Viren, Verletzungen oder Sonneneinstrahlung ausgelöst werden. Es kommt zu Juckreiz und Rötung. Bei heftigen Entzündungen den Augenarzt aufsuchen. Ähnliche Symptome können durch Überanstrengung nach Lesen, Fernsehen, Computerspielen auftreten.

- Schwäche der Augen nach Anstrengung: Nr. 5 Kalium phosphoricum D6.
- Wenn mit Brennen, Rötung: Nr. 3 Ferrum phosphoricum D12.
- Lichtscheu nach Überreizung der Augen: Nr. 5 Kalium phosphoricum D6.
- Sehschwäche bei nervösen Kindern: Nr. 5 Kalium phosphoricum D6.
- Lidrandentzündung: Nr. 4 Kalium chloratum D6 im Wechsel mit Nr. 9 Natrium phosphoricum D6.
- Bindehautentzündung: Nr. 9 Natrium phosphoricum D6 im Wechsel mit Nr. 3 Ferrum phosphoricum D12.

Bettnässen (Enuresis nocturna)

Diese nächtliche unkontrollierte Blasenentleerung ist besonders unangenehm; betroffen sind vor allem Kinder, seltener Erwachsene. Körperliche Faktoren (etwa häufige Harnwegsentzündungen) und psychische Belastungen sind als Auslöser bekannt.

- Generell bei unbewusstem Wasserlassen hilft Nr. 10 Natrium sulfuricum D6.
- Bei organischer Störung des Blasenschließmuskels wirkt Nr. 3 Ferrum phosphoricum D12.
- Bei Schwäche des Blasenschließmuskels (Blasenschwäche) Nr. 5 Kalium phosphoricum D6.
- Bei Nervenschwäche oder Erschöpfung trotz gesunden Nervensystems hat sich Nr. 5 Kalium phosphoricum D6 bewährt.
- Bei psychischen Ursachen unterstützt Nr. 5 Kalium phosphoricum D6 eine Psychotherapie.

Entwicklungsschwäche, körperlich und geistig

Krankheits- oder genetisch bedingt, durch Medikamente oder allgemeine Schwäche kann es zur körperlichen und geistigen Entwicklungsverzögerung kommen. Oft sind die Gründe nicht ersichtlich. Die Salze bieten eine Hilfsmöglichkeit für eine stabile und gesunde Entwicklung.

- Verzögertes Knochenwachstum (auch mit nächtlichen Schmerzen an den Beinen – Wachstumsschmerzen): Nr. 2 Calcium phosphoricum D6.
- Verzögerte Entwicklung, magere Kinder: Nr. 22 Calcium carbonicum D6 im Wechsel mit Nr. 8 Natrium chloratum D6; auch Nr. 11 Silicea D12 ist geeignet.
- Geistige Entwicklung und körperliche Entwicklung verzögert: Nr. 2 Calcium phosphoricum D6.

TIPP

BESSER NACHFRAGEN

Wenn Sie Fragen zur körperlichen oder geistigen Entwicklung Ihres Kindes haben, wenden Sie sich damit an Ihren Kinderarzt. Die regelmäßigen Vorsorgeuntersuchungen im Kleinkind- und Schulalter bieten dafür eine passende Gelegenheit.

- Geistige Entwicklungsstörung: Nr. 8 Natrium chloratum D6.
- Konzentrationsstörung und Lernblockaden: Nr. 3 Ferrum phosphoricum D12.

Husten

Siehe dazu auch Husten, ▸ Seite 88.
Pseudokrupp, eine bei Kleinkindern plötzlich auftretende Kehlkopfentzündung mit Schwellung der Schleimhäute, ist – vor allem nachts – begleitet von einem tief tönenden, bellenden Husten.

- Bei Pseudokrupp: Nr. 4 Kalium chloratum D6, im akuten Fall bis zum Eintreffen des Arztes 5 Tabletten in heißem Wasser auflösen und so heiß wie möglich schluckweise trinken lassen. Sorgen Sie für eine Befeuchtung der Raumluft (Dusche laufen lassen, Topf mit dampfendem Wasser aufstellen) und wirken Sie beruhigend auf das Kind ein.

Hyperaktivität (ADHS)

Kennzeichen sind körperliche und psychische Unruhe. Hyperaktivität kommt auch bei psychisch und organisch bedingten Erregungszuständen vor, deren Ursache immer noch ungeklärt ist. Teils werden Nährstoffmängel wie Magnesium als Ursache angenommen.

- Nr. 5 Kalium phosphoricum D6 über einige Wochen, bis Besserung eingetreten ist.

Infektionskrankheiten

Die Behandlung von Infektionskrankheiten ist Sache eines Arztes. Die biochemische Behandlung unterstützt die Heilung und ist bei allen Infektionskrankheiten zu empfehlen.

MEIN PERSÖNLICHER TIPP

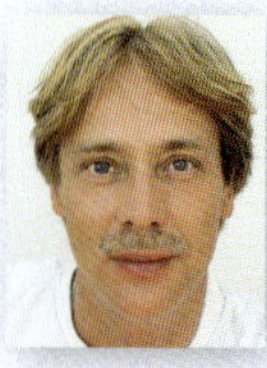

DAS ADHS-SCHEMA

Für Kinder, die unter ADHS leiden, habe ich vor vielen Jahren das ADHS-Schema entwickelt; es hat in sehr vielen Fällen prompt geholfen, vor allem, wenn einzelne Salze nicht befriedigend wirkten:

- Morgens: Nr. 5 Kalium phosphoricum D6;
- Mittags: Nr. 2 Calcium phosphoricum D6;
- Nachmittags: Nr. 7 Magnesium phosphoricum D6;
- Vor dem Schlafengehen: Nr. 21 Zincum chloratum D12 (Ergänzungsmittel ▸ **siehe Seite 59**).
- Von jedem Salz 2 Tabletten täglich, 8 bis 12 Wochen lang. Achten Sie darauf, dass Ihr Kind sich vollwertig ernährt und möglichst auf Süßigkeiten und süße Getränke verzichtet.

- Keuchhusten: Nr. 3 Ferrum phosphoricum D12; zusätzlich bei weißem Schleim: Nr. 4 Kalium chloratum D6, bei klarem Schleim: Nr. 8 Natrium chloratum D6, bei gelbem Schleim: Nr. 6 Kalium sulfuricum D6.
- Masern: 1. bis 3. Tag Nr. 3 Ferrum phosphoricum D12; ab 2. Tag zusätzlich Nr. 4 Kalium chloratum D6; stagniert der Heilprozess: Nr. 6 Kalium sulfuricum D6.
- Scharlach: In leichten Fällen Nr. 3 Ferrum phosphoricum D12 und Nr. 4 Kalium chloratum D6, beide im halbtäglichen Wechsel; in schwereren Fällen Nr. 5 Kalium phosphoricum D6.
- Diphtherie: Mit grauweißer Absonderung, leichter Halsschwellung, Stippchen: Nr. 4 Kalium chloratum D6; bei stärkerer Schwellung und weißer Absonderung: Nr. 2 Calcium phosphoricum D6; mit gelblicher Mandelgeschwulst: Nr. 9 Natrium phosphoricum D6; mit Gewebezersetzung und stinkender Absonderung: Nr. 5 Kalium phosphoricum D6.
- Windpocken: Gegen den Juckreiz Nr. 7 Magnesium phosphoricum D6, bis zu 1/2-stündlich 1 Tablette; ansonsten: Nr. 5 Kalium phosphoricum D6 im Wechsel mit Nr. 9 Natrium phosphoricum D6.
- Mumps: Nr. 4 Kalium chloratum D6; bei Speichelfluss Nr. 8 Natrium chloratum D6.
- Lymphknotenschwellung: Geschwollene Lymphknoten bleiben oft einige Zeit nach Ausheilen der Erkrankung bestehen und

sind Zeichen des Abwehrkampfes. Lymphknoten weich: Nr. 9 Natrium phosphoricum D6, nach 14 Tagen Nr. 7 Magnesium phosphoricum D6; Lymphknoten hart: Nr. 1 Calcium fluoratum D12.

Psychische Auffälligkeiten

Zu den häufigsten psychischen Auffälligkeiten zählen heute die Hyperaktivität und das allein oder damit kombiniert auftretende Aufmerksamkeitsdefizitsyndrom (ADS). Verhaltensstörungen haben verschiedene Ursachen wie geistige Unterforderung, Konflikte mit den Eltern, ungesunde Ernährung, Medikamente, Fernsehen, Computerspiele und durchgemachte Erkrankungen. Die Biochemie unterscheidet nach der Art der Störung und leitet daraus das passende Salz ab.

- Aufmerksamkeitsdefizitsyndrom: Nr. 2 Calcium phosphoricum D6 morgens, Nr. 7 Magnesium phosphoricum D6 mittags und Nr. 21 Zincum chloratum D6 vor dem Schlafengehen.

TIPP

BACH-BLÜTEN

Bach-Blüten verstärken die Wirkung der Schüßler-Salze; sie werden individuell von Ihrem Arzt oder Heilpraktiker ausgewählt.

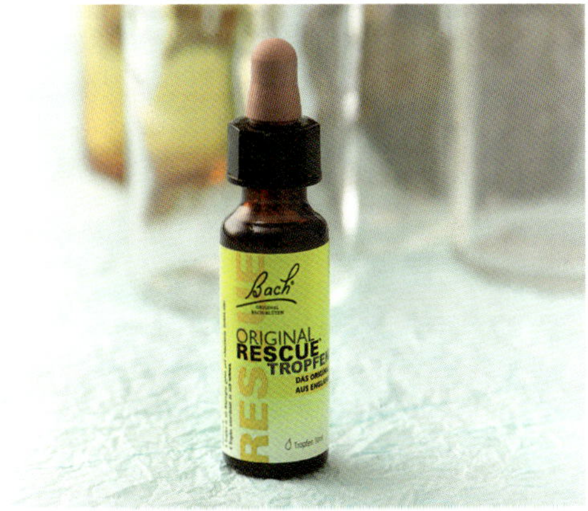

Bach-Blüten helfen Kindern vor allem bei seelischen Beschwerden.

- Unruhige Kinder, schreien viel, vor allem abends: Nr. 14 Kalium bromatum D12.
- Unruhe mit Ängstlichkeit: Nr. 2 Calcium phosphoricum D6.
- Unruhig, schlechtes Einschlafen, auch erregt: Nr. 7 Magnesium phosphoricum D6.
- Seelische Erschöpfung, Schwäche: Nr. 5 Kalium phosphoricum D6.

Schwäche bei Kindern (kindliche Neurasthenie)

Seelische und körperliche Schwäche bei Kindern zeigt sich vor allem darin, dass sie leicht weinen, gereizt und lustlos sind. Sie wirken körperlich schwach und sehen blass aus. Die Ursache ist unbekannt. Mit Hilfe des folgenden Schüßler-Salzes werden Kinder nervlich wieder stabil.

- Nr. 2 Calcium phosphoricum D6 bis zur Besserung der Beschwerden. Bessert sich der Zustand nach 4 bis 8 Wochen nicht, konsultieren Sie bitte einen biochemisch arbeitenden Arzt oder Heilpraktiker.

Verdauungsstörungen

Verdauungsstörungen wie Durchfall, Verstopfung, Blähungen, Windabgang und Erbrechen sind bei Kindern oft harmlos und klingen schnell wieder ab. Ursachen können schwer verdauliche Nahrungsstoffe, hastiges Schlucken und Schlingen mit Luftaufnahme, einfache Erkältungen und eine desolate Darmflora, zum Beispiel mit Darmpilzbefall, sein. Bei zunehmender Schwäche, schwerem Krankheitsgefühl und Fieber sollte jedoch ein Arzt aufgesucht werden! Die Mittelwahl richtet sich nach der Art des Symptoms.
Unter: Durchfall, Erbrechen, Magen- und Darmschleimhautentzündung und Verstopfung im allgemeinen Beschwerdeteil ▸ **siehe Seite 74 ff.** finden Sie weitere Salze.

- Durchfall mit Bauchkrämpfen und Bauchschmerzen: Nr. 7 Magnesium phosphoricum D6; alternativ auch Cuprum arsenicosum D12.
- Durchfall mit Krampfneigung: Nr. 14 Kalium bromatum D6.
- Durchfall bei Zahnung: Nr. 3 Ferrum phosphoricum D12 und Nr. 2 Calcium phosphoricum D6, 2 bis 4 Tabletten über den Tag verteilt.
- Erbrechen, bei belegter Zunge im hinteren Bereich: Nr. 9 Natrium phosphoricum D6.
- Erbrochenes sauer riechend/schmeckend: Nr. 9 Natrium phosphoricum D6.
- Erbrechen nach Trinken von Milch: Nr. 11 Silicea D12, wenn das nicht hilft: Nr. 9 Natrium phosphoricum D6.
- Blähungen: Nr. 10 Natrium sulfuricum D6.
- Bei Blähungskoliken von Kleinkindern (bis zum Eintreffen des Arztes): Nr. 7 Magnesium phosphoricum D6, mehrmals 2 bis 3 Tabletten in warmem Wasser aufgelöst geben.
- Verstopfung: bei trockenem Stuhl: Nr. 8 Natrium chloratum D6; wenn Stuhl austritt und wieder zurückschlüpft: Nr. 11 Silicea D12.
- Schluckauf bei Säuglingen: Nr. 7 Magnesium phosphoricum D6.

Windelausschlag (Windeldermatitis)

Wenn bei Säuglingen und Kleinkindern Ausschläge rund um den After auftreten, kann dieser Bereich durch Stuhl und Urin gereizt sein. Aber auch eine allergische Reaktion auf Reinigungslotionen oder eine Pilzinfektion die Ursache sein. Lassen Sie dies unbedingt vom Arzt klären.
Die folgenden Mittel können als Salze oder – nach sanfter Reinigung mit pH-neutraler milder Flüssig- oder Babyseife – auch als Salben eingesetzt werden.

- Bei trockener und aufgesprungener, auch bei nässender Haut: Nr. 8 Natrium chloratum D6.
- Bei saurem Durchfall: Nr. 9 Natrium phosphoricum D6.
- Bei stinkendem Stuhl: Nr. 5 Kalium phosphoricum D6.

Zahnen (Dentition)

Der Durchbruch der Milchzähne bei Säuglingen vollzieht sich zwischen dem 6. und 30. Lebensmonat. Die meisten Eltern bemerken das sehr genau: Während des Zahndurchbruchs kann das Kind unter Fieber, Schmerzen, Unruhe und Essunlust leiden. Bei Fieber sollten Sie unbedingt vom Arzt klären lassen, ob sich eine Erkältung hinzugesellt hat.

TIPP

EICHENRINDENABSUD

Zur unterstützenden Behandlung von Windelausschlag können Sie Bäder oder Abwaschungen mit Eichenrindenabsud durchführen. Dazu 2 Esslöffel zerkleinerte Eichenrinde (Apotheke, Drogerie) mit ½ Liter Wasser 15 Minuten kochen lassen, abgießen und für Sitzbad oder Waschung verwenden.

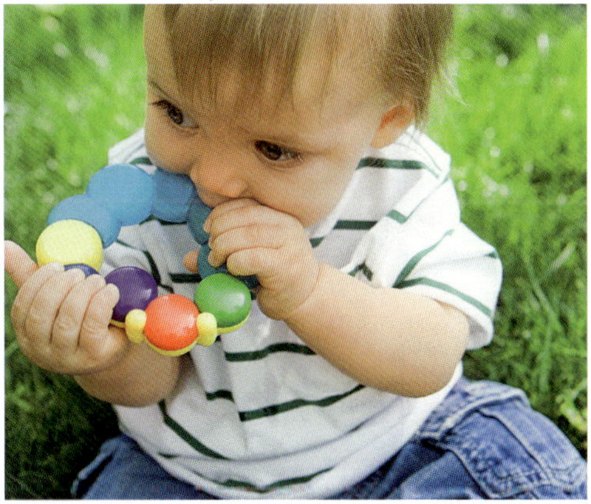

Schüßler-Salze und das Kauen auf Beißringen erleichtern kleinen Kindern das Zahnen.

- Unterstützt den Zahndurchbruch und hilft bei den damit verbundenen Beschwerden: Nr. 2 Calcium phosphoricum D6, 3- bis 6-mal täglich 1 Tablette mit Wasser zu einem Brei auflösen, auf den Schnuller streichen und bis zur Besserung der Beschwerden geben.
- Bei Krämpfen während des Zahnens: Nr. 7 Magnesium phosphoricum D6.

Zahnschmelzfestigung

Als Vorbeugemaßnahmen in den Entwicklungsjahren zur Festigung und damit zum Schutz des Zahnschmelzes vor Karies:

- Nr. 1 Calcium fluoratum D12, täglich 1 Tablette (Kleinkinder) beziehungsweise 2 Tabletten (Kinder und Jugendliche) über mehrere Monate einnehmen.

Bücher, die weiterhelfen

Blome, Dr. med. Götz:
Das neue Bach-Blüten-Buch.
VAK-Verlag

Heepen, Günther H.:
Großer GU Kompass Schüßler-Salze.
Gräfe und Unzer Verlag

Heepen, Günther H.:
GU Kompass Schüßler-Salze.
Gräfe und Unzer Verlag

Heepen, Günther H.:
GU Kompass Schüßler-Salze für Kinder.
Gräfe und Unzer Verlag

Heepen, Günther H.:
Hormone natürlich regulieren.
Gräfe und Unzer Verlag

Heepen, Günther H.:
Maxi-Quickfinder Schüßler-Salze.
Gräfe und Unzer Verlag

Heepen, Günther H.:
Quickfinder Schüßler-Salze.
Gräfe und Unzer Verlag

Heepen, Günther H.:
Schüßler-Kuren.
Gräfe und Unzer Verlag

Heepen, Günther H./Wiedemann, Christina:
Schüßler-Kuren zum Abnehmen.
Gräfe und Unzer Verlag

Heepen, Günther H.:
Schüßler-Salze – Der Große GU Ratgeber.
Gräfe und Unzer Verlag

Heepen, Günther H.:
Die sanften 3 der Naturheilkunde.
Gräfe und Unzer Verlag

Heepen, Günther H.:
Das Heilwissen der Hildegard von Bingen
Gräfe und Unzer Verlag

Noll, Andreas/Hemm, Dagmar:
Organbalance
Gräfe und Unzer Verlag

Reichelt, Kathrin/Sommer, Sven:
Die magische 11 der Homöopathie.
Gräfe und Unzer Verlag

Schmidt, Sigrid:
Bach-Blüten.
Gräfe und Unzer Verlag

Adressen, die weiterhelfen

Fußbadewannen

Schiele Arzneibäder-Fabrik GmbH
Industriestraße 8 b
25462 Rellingen
www.schiele-baeder.de

Schüßler-Salze

Deutsche Homöopathie-Union
DHU-Arzneimittel GmbH & Co. KG
Ottostraße 24
76227 Karlsruhe
www.schuessler.dhu.de

Seminare

Biochemischer Bund Deutschlands e. V.
Raiffeisenstr. 27
26122 Oldenburg
www.biochemie-online.org
www.biochemie-net.de

Vereinsanschriften

Biochemischer Bund Deutschlands e. V.
Moorbeker Str. 35
26197 Großenkneten
www.biochemie-online.org
Der Biochemische Bund (Dachverband der Biochemischen Vereine) ist im Internet zu erreichen über:

www.biochemie-online.org (Informationen zu den Schüßler-Salzen, Bücher, Therapeutenverzeichnis); E-Mail-Adresse: bbd@bbd-ev.net

Zeitschriften

Weg zur Gesundheit – Zeitschrift für Biochemie und natürliche Gesundheitspflege
WzG Verlag
In der Kuhtrift 18
41541 Dormagen
(Probehefte, Abonnementbedingungen auf Anfrage)

Homepage des Autors (Vortragstermine, Praxisschwerpunkte, Speicheltest):
www.guenther-heepen.com

Biochemischer Gesundheitsverein
Adressen über Biochemischer Bund (siehe links)

Biochemischer Verein Graz
Carnerigasse 28
A-8010 Graz
Büro: Dr. Franz Reinisch
Keplerstrasse 116/I
A-8010 Graz

Verein für angewandte Biochemie
BBD-Kontaktstelle Schweiz
Rüteli 242
CH-5224 Unterbözberg

Sachregister

A

Abwehrschwäche 74 f.
Adipositas 80 f.
Adipositas-Schema 81
Adynamie 75
Agalaktie 112
Agoraphobie 98
Akne, bei Menstruation 109
Alaun (Nr. 20) 59
Alopecia 84
Angstgefühl 75
Antriebslosigkeit 75
Anwendung der Salze 19 ff.
Anxietas 75
Aphthen 94
Appendizitis 93
Appetitlosigkeit (Kinderkrankheiten) 114 f.
Arsentrijodid (Nr. 24) 59
Arsenum jodatum (Nr. 24) 59
Arthropathien 81 ff.
Asomnie 99
Atemwegserkrankungen (Kinderkrankheiten) 115 f.
Augenerkrankungen (Kinderkrankheiten) 116
Ausfluss 105 f.

B

Bänder- und Sehnen-Erkrankungen 76
Beine, dicke 100
Bettnässen (Kinderkrankheiten) 116 f.
Bindehautentzündung 76 f.
Blähungen 102
Bläschenausschlag 77
Blasenentzündung/Blasenkatarrh 77 f.
Body-Mass-Index 80
Brustbeschwerden 106
Brustdrüsenentzündung 106

C

Calcium carbonicum (Nr. 22) 59
Calcium fluoratum (Nr. 1) 39 f.
Calcium phosphoricum (Nr. 2) 41 f.
Calcium sulfuratum Hahnemanni (Nr. 18) 59
Calcium sulfuricum (Nr. 12) 57
Caries dentium 103
Cephalgie 89 f.
Chalazion 83
Cheilosis 92
Clavus pedis 87
Colitis 93
Combustio 101
Cuprum arsenicosum (Nr. 19) 59

D

Darmschleimhautentzündung 93
Dauer der Behandlung 27
Dentalgie 104
Dentition (bei Kinderkrankheiten) 121
Depression 94 f.
Diarrhoe 78
Dosierung 19
Durchfall 78

Dysmenorrhoe 108
Dyspepsie 102

E

Eierstock- und Eileiter-
erkrankungen 107
Eisenphosphat (Nr. 3) 42 f.
Emesis 78 f.
Enteritis 93
Entwicklungsschwäche,
körperlich und geistig
(bei Kinderkrankheiten) 119 f.
Entzündungs-Schema 21, 22
Enuresis nocturna (bei Kinder-
krankheiten) 116
Erbrechen 78 f.
Ergänzungsmittel 58 f.
Erkältungskrankheiten 74 f.
Ernährung 27 ff.
Exantheme 85 f.

F

Falten 80
Ferrum phosphoricum
(Nr. 3) 42 f.
Fettsucht 80 f.
Frauenkrankheiten 105 ff.
Fußbäder 22 f.

G

Ganglion 100
Gastritis 93
Gebärmuttererkrankungen
107 f.
Gebärmuttergeschwulst 107 f.
Geburtsvorbereitung und Ge-
burt 108
Gelenkerkrankungen 81 ff.
Gerstenkorn 83
Gingivapathien, Gingivitis 103
Glossitis 104

H

Haarausfall 84
Haare,-brüchig 84
Haarpackung, biochemische
90
Hagelkorn 83
Hämorrhoiden 85
Handbäder 24 f.
Haut, rissige 87
Haut, trockene 85
Hautaffektionen 101
Hautausschläge 85 f.
Hautjucken 86
Hautschrunden 87
Heimweh 87
Heiße Sieben 19
Herpes 77
Hordeolum 83
Hornhaut 87
Hühneraugen 87
Husten 88
Husten (bei Kinderkrank-
heiten) 117
Hyperaktivität (bei Kinder-
krankheiten) 117 f.
Hypogalaktie 112

I

Immundefizit 74 f.
Immun-Schema 75
Infekte, grippale 79
Infektionskrankheiten (bei
Kinderkrankheiten) 118 f.
Insektenstiche 88

K

Kaffee 27
Kalium Aluminium sulfuricum
(Nr. 20) 59
Kalium arsenicosum (Nr. 13)
58
Kalium bromatum (Nr. 14) 58
Kalium chloratum (Nr. 4)
44 f.
Kalium jodatum (Nr. 15) 58
Kalium phosphoricum
(Nr. 5) 45 f.
Kalium sulfuricum (Nr. 6)
46 f.
Kaliumarsenit (Nr. 13) 58
Kaliumbromid (Nr. 14) 58
Kaliumchlorid (Nr. 4) 44 f.
Kaliumjodid (Nr. 15) 58
Kaliumphosphat (Nr. 5) 45 f.
Kaliumsulfat (Nr. 6) 47 f.
Kalziumcarbonat (Nr. 22) 59
Kalziumfluorid (Nr. 1) 39
Kalziumphosphat (Nr. 2) 41
Kalziumsulfat (Nr. 12) 57
Kalziumsulfid (Nr. 18) 59
Katarrhe 79
Kieselsäure (Nr. 11) 54 ff.
Kinderkrankheiten und -be-
schwerden 113 ff.
Klimakterium 112
Knochenerkrankungen 88 f.
Konjunktivitis 76
Kopfschmerzen 89 f.
Kopfschuppen 90 f.
Krampfadern 91
Kreislaufschwäche 91 f.
Kristallgitterstruktur 9
Kupferarsenit (Nr. 19) 59

L

Lebensmittel, passende 28 f.
Lichtempfindlichkeit 92
Lippen, trocken und rissig 92
Lithium chloratum (Nr. 16) 58
Lithiumchlorid (Nr. 16) 58

M

Magen- und Darmschleimhautentzündung 93
Magnesium phosphoricum (Nr. 7) 48 f.
Magnesiumphosphat (Nr. 7) 48 f.
Mandelentzündung 93
Manganum sulfuricum (Nr. 17) 59
Mangansulfat (Nr. 17) 59
Mastitis 106
Melancholie 94
Menstruationsbeschwerden 108
Meteorismus 102
Mineralsalze im Körper 33
Modalitäten 18
Mundschleimhaut-Geschwüre 94
Muskelerkrankungen 94 f.
Myom 107 f.
Myopathien 94 f.

N

Nägel, brüchig und rissig 95
Nagelmykosen 95 f.
Nagelpilze 95 f.
Narben 96
Narbenkeloid 96 f.
Natrium bicarbonicum (Nr. 23) 59
Natrium chloratum (Nr. 8) 50 f.
Natrium phosphoricum (Nr. 9) 52
Natrium sulfuricum (Nr. 10) 53 f.
Natriumbicarbonat (Nr. 23) 59
Natriumchlorid (Nr. 8) 50 f.
Natriumphosphat (Nr. 9) 52
Natriumsulfat (Nr. 10) 53 f.
Natron (Nr. 23) 59
Nervosität 97
Nesselausschlag 97
Neurasthenie 97
Neurasthenie, kindliche (bei Kinderkrankheiten) 119
Nostalgie 87

O

Obstipation 102
Ohrenschmerzen 97 f.
Onychomykosen 95 f.
Onychorrhexie 95
Organuhr, chinesische 31 f.
Osteopathien 88 f.
Otalgien 97 f.
Ovarialerkrankungen 107

P

Parodontopathie 103
Pickel 109
Platzangst 98
Plicae 80
Photodynie, Photosensibilität 92
Potenzierung 11 f.
Prüfungsangst (-phobie) 98
Pruritus 86
Psychische Alterationen 99
Psychische Auffälligkeiten (bei Kinderkrankheiten) 119
Psychische Störungen 99
Pyrosis 100

R

Regulationsstörung 91 f.

S

Salben 23 ff.
Salbenumschlag 24
Schamlippenerkrankungen 110
Scheide, trockene 110
Scheidenerkrankungen 111
Scheidenflora, Sanierung der 106
Scheidenspülungen 110
Schlafstörungen, nervöse 99
Schüßler-Drink 22
Schuppenflechte-Schema 86
Schwäche bei Kindern (Kinderkrankheiten) 119
Schwangerschafts- und Nachgeburtsbeschwerden 111 f.
Schwellungen der Unterschenkel 100
Selbstbehandlung 16
Signaturen-Diagnostik 17
Silicea (Nr. 11) 54 ff.
Sodbrennen 100
Squamae 90 f.
Stillprobleme 112

T

Tennisarm-Schema 76
Tonsillitis 93
Traumen 101
Trichoschisis/
Trichoklasie 84
Tussis 88

U

Überbein 100
Umschlag 24
Unruhe, nervöse 75
Unterschenkelödeme 100
Urticaria 97
Urticarielle Papel 88
Uteruserkrankungen 107 f.

V

Vaginalerkrankungen 111
Varicosis, Varizen 91
Verbrennungen 101
Verdauungsstörungen (bei Kinderkrankheiten) 120
Verdünnung 10
Verletzungen 101
Verrucae 103
Verstimmung, seelische 94
Verstopfung 102
Vesikula, vesikuläres Exanthem 77
Völlegefühl 102
Vulva-Dystrophie 110
Vulva-Erkrankungen 110

W

Warzen 103
Waschungen 13
Wechseljahresbeschwerden 112
Wickel 24 f.
Windelausschlag/Windeldermatitis (bei Kinderkrankheiten) 120 f.

X

Xerodermie 85

Z

Zahnen (bei Kinderkrankheiten) 121
Zahnfäule 103
Zahnfleischerkrankungen 103
Zahnschmelzfestigung (bei Kinderkrankheiten) 121
Zahnschmerzen 104
Zincum chloratum (Nr. 21) 59
Zinkchlorid (Nr. 21) 59
Zungenentzündung 104
Zystitis 77

Wichtiger Hinweis

Die Gedanken, Methoden und Anregungen in diesem Buch stellen die Meinung bzw. Erfahrung des Verfassers dar. Sie wurden vom Autor nach bestem Wissen erstellt und mit größtmöglicher Sorgfalt geprüft. Sie bieten jedoch keinen Ersatz für persönlichen kompetenten medizinischen Rat. Jede Leserin, jeder Leser ist für das eigene Tun und Lassen auch weiterhin selbst verantwortlich. Weder Autor noch Verlag können für eventuelle Nachteile oder Schäden, die aus den im Buch gegebenen praktischen Hinweisen resultieren, eine Haftung übernehmen.